L'Esprit Rural

Astuces, recettes, anecdotes et dictons gravés dans les traditions provençales

I0435556

Par l'auteur de "Mémoires d'un Herboriste" et "Douceurs d'autrefois"

Didier LAUTERBORN

Provencedoc.com

UN GRAND MERCI

- à la Provence, terre généreuse et porteuse d'inspiration

- aux paysans et à nos ancêtres

- à la nature dans toute sa splendeur

- aux animaux

- à l'air pur

- à la vie

Et plus globalement :

-Ce livre est dédié à tous ceux et celles qui ont l'esprit rural !

L'auteur

TABLE DES MATIÈRES

PREFACE

Petit-fils d'herboriste et de charcutier, Didier a grandi en Provence, entre la colline du Mont d'Or de Manosque et les pâturages haut-alpins de Crots.

Issu d'une lignée de cultivateurs, l'auteur a souhaité faire de l'arbre, un symbole pour que l'homme reste conscient de ses racines et se montre attentif à ce qui se passe dans son environnement le plus proche.

A l'image du chasseur-cueilleur, le lecteur est invité à entrer dans ce livre comme s'il se promenait dans un champ de coquelicots ou une forêt de conifères, puisse-t-il sentir en effeuillant ces pages, les senteurs de nos campagnes.

Que le son des cloches qui martèle les douze coups de midi vous rappelle l'incontournable apéro près de la fontaine de l'Hôtel de ville, la petite bruine qui vous caresse le visage pendant la cueillette des morilles,la rencontre avec une équipée de gastéropodes à Boscodon, que cette terre qui sent la lavande et le foin vous apporte moment de détente.

Puisse cette complicité avec votre vous amener paisiblement à une découverte de vous-même. Après tout, ce n'est pas uniquement le feuillage d'un arbre qui s'étend vers le ciel qu'on aperçoit.

On voit aussi ses racines qui plongent vers l'intérieur de la terre, on s'émerveille devant les branches de l'arbre qui ont porté nos aïeux, on devine cette sève qui circule dans le tronc, on a envie de descendre plus bas... vers nos racines les plus intimes, celles qui ont permis de raconter l'histoire de l'humanité.

Que l'esprit rural qui vous anime se réveille, que votre nature d'homme ou de femme de la terre revienne au galop, que le chien qui aboie sur la terrasse ou la poule qui picore dans la basse-cour, deviennent les échos d'un monde agricole qui communique, qui s'exprime au rythme des saisons au son de la moissonneuse et au mouvement de la faux.

Restons humbles et sachons dire « merci » à cette vaste étendue de sagesse, de frugalité et de bonheur : la Terre avec un grand T.

Bien à vous.

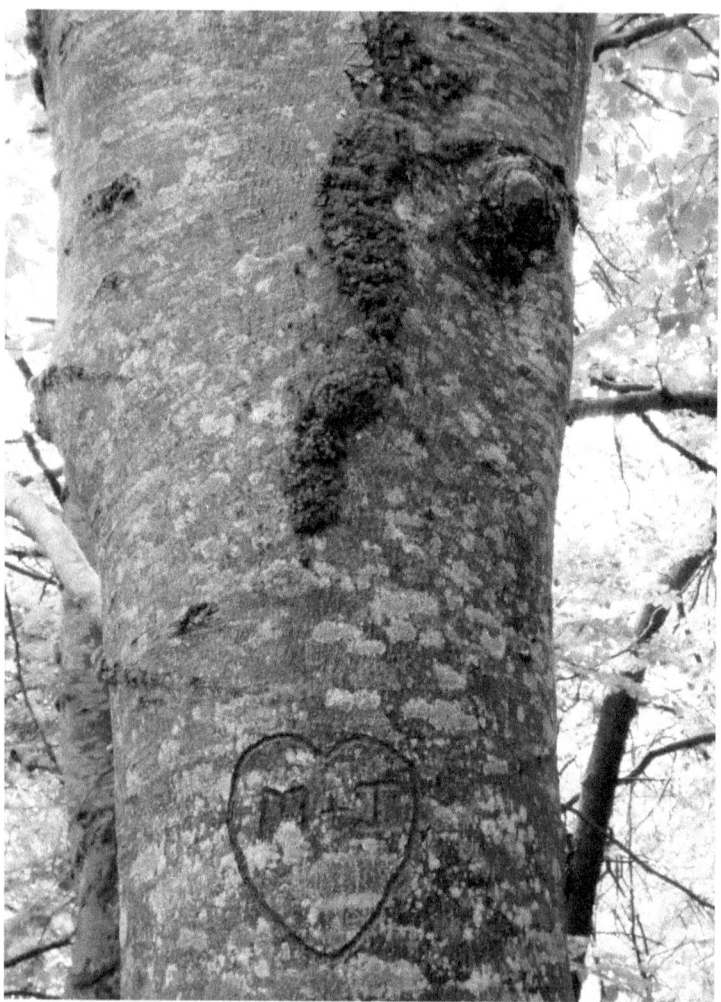

Figure 1 - Arbre

1ère PARTIE: De la préhistoire à l'âge du fer

L'Esprit de la nature

Depuis l'aube des temps, l'homme vit dans la nature.

Non civilisé, non intellectualisé, il trouvait pitance et bonheur dans un environnement hostile, non contrôlé par une quelconque institution.

Pour survivre, l'homme primitif devait chasser, se protéger des animaux sauvages, faire face aux éléments ainsi qu'aux caprices du climat, apprendre à faire du feu, trouver des médicaments, fonder une tribu, en bref organiser sa vie.

L'espèce humaine est apparue sur terre voici plus de cinq millions d'années à travers un processus subtil appelé « hominisation », véritable mouvement évolutif partant du grand primate pour aboutir au magnifique bipède qui peuple nos continents.

L'Australopithèque a donné le pas à l'hominoïde, montrant l'évidente parenté entre l'homme et les grands singes. Plus ancien représentant des hominidés, avec plusieurs espèces qui se sont succédées entre moins quatre millions et moins un million d'années, il serait natif d'Afrique de l'est ou du sud.

Son successeur sur l'échelle du temps reste « l'Homo Habilis » arrivé sur l'échelle du temps vers moins deux millions d'années, suivi par « l'Homo Erectus » entre moins un et deux millions d'années.

Ensuite aux alentours de moins un million d'années, on trouve la trace du « pré-Néandertalien » qui laissera la place à l'homme de Néandertal ou « Homo Neandertalis » apparu entre moins cent cinquante mille et moins trente mille années avant notre ère.

Localisé en Europe, au proche orient ou en Afrique du nord, il constitue une sous espèce de l'homme actuel.

Dans cette étonnante classification, vient s'ajouter « l'homme de Cro Magnon » et « l'Homo Sapiens » apparu entre moins cent mille et moins quarante mille ans, ouvrant la voie à notre ancêtre le plus direct « l'Homo Sapiens Sapiens ».

Mais après ces siècles d'investigation, le monde scientifique reste en ébullition car depuis une dizaine d'années un petit homme cherche sa place sur une branche de l'arbre généalogique de l'espèce humaine. Il s'agit de « l'homme de Flores » ou « Homo Floresiensis » découvert sur l'île qui porte son nom en Indonésie ; de petite taille (un mètre environ) ce « Hobbit » comme l'ont baptisé les anthropologues provient d'une migration très ancienne donnant naissance à une question fondamentale...

Comment cet hominidé doté d'un cerveau de petite taille, utilisant des outils, avec des os proches des grands singes, mais avec des caractéristiques au niveau des mandibules de sa mâchoire que l'on retrouve chez les premiers représentants du type « Homo », a-t-il pu rejoindre une île qui n'a jamais été rattachée à un continent ?

« Homo sapiens » de forme particulière ou cousin éloigné des Australopithèques, comment était-il capable avec son cerveau à faible volume de se servir d'outils, il y a plus de huit cent mille ans?

Magie de la nature ou mystère de l'espèce humaine, la prodigieuse capacité d'adaptation et de survie mise en place par la lignée humaine a conduit l'homme à prendre conscience de son corps et aussi de son environnement.

L'évolution prend forme.

Petits points de repère dans la préhistoire :

_ 4,5 millions d'années, l'Australopithèque devient le premier primate à adopter la station debout... il devient bipède.

_ 2,5 millions d'années, l'Homo habilis s'outille en utilisant des galets façonnés. Les premiers objets en silex biface furent découverts aux alentours de – 600 000 ans.

-1,8 à – 1,3 millions d'années, « l'Homo erectus » quitte l'Afrique et se répand en Europe et en Asie, où il est appelé Sinanthrope en Chine et Pithécanthrope en Indonésie.

-450 000 ans, « l'Homo erectus » produit le feu à volonté, permettant l'ouverture de la vie sociale.

-180 000 années « l'Homo sapiens » proche de l'homme de Néandertal se met à parler, il répand aussi l'industrie de la pierre taillée et inhume ses morts.

-70 000 ans, « l'Homo sapiens sapiens » s'impose et colonise peu à peu toutes les terres. Son représentant le plus connu reste l'homme de Cro-Magnon » qui vivra jusqu' à -20 00 ans.

Entre réel et imaginaire, l'auteur de cet ouvrage se plaît à imaginer l'existence de deux espèces humaines opposées et complémentaires :

« L'Homo ruralis » peuplant les campagnes, les zones reculées ou non urbanisées et « l'Homo industrialis » habitant essentiellement en ville ou dans des zones fortement condensées en densité humaine.

Chaque espèce étant parfaitement adaptée à son propre environnement et pouvant vivre dans l'environnement antagoniste pendant une courte durée.

Avec un zeste d'humour et de grandes révérences aux anciennes traditions provençales, le scribe tient tout particulièrement à mettre en évidence le rapport intime entre l'homme et son environnement.

Puisse l'Esprit Rural vous apporter une bonne dose d'humanité, dans un monde où l'humain cherche encore son besoin « d'être ».

Ça peut servir!

Je me souviens de mon grand-père Prosper, épicurien dans l'âme, et digne représentant de « l'Homo ruralis » qui récupérait toutes sortes d'objets.

Quand je lui demandais ce qu'il comptait en faire, il me répondait adroitement: « ça peut servir ». Servir à quoi, je me suis posé la question pendant des années.

Un beau jour, alors qu'il m'ordonnait de lui garder quelques bouts de ficelles, je pris le risque de lui poser une nouvelle fois la question:

« Qu'est-ce que tu vas faire avec toutes ces ficelles? »

Il me répondit d'un ton souple et confiant: « ça peut servir ».

Et Prosper remplissait sa grange de multiples objets hétéroclites, rangeant avec le plus grand soin des cartons, des bonbonnes, des outils, des clous, des sonnailles, des bocaux, des bouteilles, des tuyaux, des calendriers…

Tout ceci, dans le but de récupérer afin de pouvoir un jour les utiliser ou les transformer.

J'eus un beau jour « l'illumination », la réponse à toutes ces décennies de mystère au sujet du recyclage des divers objets.

Je surpris mon grand-père en habit de jardinier, s'en allant gratter la terre pour y récolter quelques légumes pour le « souper ».

Il portait un vieux pantalon très ample, qui ne pouvait pas lui tenir à la taille sans… l'aide d'une splendide combinaison de ficelles!

A cet instant, je compris toute l'ampleur de l'expression: « ça peut servir ». La « trouvaille », l'astuce, le petit truc qui nous rend service, c'est « ça » la magie de nos campagnes. Bienvenue dans le monde éternellement pratique de l'astuce…

L'Homo Ruralis, en plein action!

Astuces de nos campagnes:

AIL:

Protecteur contre le mauvais sort ou chasseur de vampires, l'ail vous rendra de nombreux services. Elément indispensable de la sauce salade, ses vertus culinaires rivalisent avec ses propriétés antiseptiques. Il suffit pour vous d'en détenir quelques gousses...

- Elixir pour repousser les chiens.

Si nos plus fidèles compagnons ont la fâcheuse habitude d'arroser fleurs et boutures, voici une solution inoffensive pour les éloigner de vos plantations. Mettez quelques gousses d'ail et quelques piments (assez forts) dans un mixeur et réduisez-les en purée. Ajoutez un peu d'eau, puis versez cette préparation autour de la zone que vous souhaitez protéger. Cette odeur va troubler l'odorat du chien, qui cherchera un autre endroit pour faire ses besoins.

- Potion anti-pucerons.

Les pucerons, en nombre important, détruisent les jeunes plants. Voici une potion pour les faire fuir. Hachez deux gousses d'ail et plongez-les dans un demi-litre d'eau bouillante. Laissez refroidir, retirez les morceaux d'ail à l'aide d'une passoire et versez le reste du liquide dans un vaporisateur. Vaporisez ce mélange ensuite sur vos jeunes pousses ou boutons de fleurs, pour les protéger contre les attaques des pucerons.

- Plan de chasse.

Plantez une gousse d'ail dans la terre de vos plantes d'extérieur et la plupart des nuisibles prendront…la poudre d'escampette!

- Eloignez les charançons*.

Placez quelques gousses d'ail dans vos réserves de légumes secs ou de céréales, vous n'entendrez plus parler des charançons.

Charançon: insecte coléoptère à tête prolongée par un long rostre (pièce buccale prolongée faite pour broyer), se nourrissant de végétaux (racines ou graines).

- Vase fêlé.

Si dans votre salon, un de vos vase comporte une fine fêlure, prenez une gousse d'ail et frottez-la le long de la surface intérieure. Laissez sécher. La fissure devrait être rebouchée.

ALCOOL A 90°:

Liquide indispensable dans notre « pharmacopée campagnarde », l'alcool à 90° nettoie, désinfecte et tue les microbes. Souvent employé pour les préparations de liqueurs, son usage pratique peut aussi vous éviter bien des désagréments.

- Vitres nettes.

Pour nettoyer les vitres, sans laisser de traces, utilisez l'alcool à 90°. A noter que vous pouvez également enlever les traces de laque sur le miroir de la salle de bain, de la même manière.

- Dégivrage du pare-brise.

Gardez toujours dans votre véhicule, un vaporisateur d'alcool, qui vous sera fort utile les matins d'hiver. Pour dégager votre pare-brise sans effort, vaporisez l'alcool, au lieu de gratter le givre.

- Chaussures neuves.

Si vos chaussures neuves vous serrent les pieds, tamponnez légèrement la zone comprimée avec un coton imbibé d'alcool à 90°. Faites quelques pas pour vérifier le degré de confort et de souplesse… Si vous ne remarquez aucune amélioration, alors changez de chaussures!!!

- Chrome étincelant.

Faites briller vos robinetteries de salle de bain avec de l'alcool à 90°. Les traces s'effaceront tout de suite, et comme l'alcool s'évapore, vous n'aurez pas besoin de rincer.

- *Faux cols.*

Si vos cols de chemises sont constamment tâchés, frottez votre cou avec de l'alcool à 90°… avant de vous habiller.

- *Stores vénitiens.*

Pour fabriquer l'instrument idéal pour nettoyer les lamelles fragiles de vos stores vénitiens, enroulez un vieux torchon autour d'une spatule. Imbibez-le d'alcool à 90°, attachez-le avec un élastique et vous voilà prêt pour le grand nettoyage.

ALLUMETTES:

Toujours à portée de mains, ces petits « bâtons de feu » illumineront votre sens pratique.

- *Serrure gelée.*

L'hiver bat son plein et votre serrure de voiture est gelée. Pas de panique, essayez la « clef brûlante » en l'exposant au feu d'une allumette. Insérez la clef rapidement et tournez-la.

- *Chasse au vers.*

Les vers envahissent vos fougères, piquez quelques allumettes (la tête en bas) dans le sol, autour de la plante. Utilisez entre 4 et 6 allumettes, en fonction de la taille de votre plante. Ce procédé chassera les vers de votre périmètre floral.

- *Cure-dent.*

Prenez une allumette, taillez la tête en pointe et utilisez-la comme un cure- dent.

BACS à glaçons:

Regardez d'un œil nouveau vos bacs à glaçons, leur forme et leur contenance vous surprendront à plus d'un titre.

- *L'ancêtre du « surgelé ».*

Si vous désirez conserver des restes de cèleri, oignons, poivrons ou autres légumes d'assaisonnement, voici la démarche à suivre. Hachez vos légumes, et placez une ou deux cuillères à soupe de chaque végétal, dans les différents compartiments d'un bac à glaçons. Recouvrez d'eau et placez le tout au congélateur. Une fois les cubes congelés, placez-les dans divers sacs à congélation étiquetés. Vos doses individuelles de légumes préparés seront ainsi prêtes à agrémenter vos recettes épicées!

- *Soupe en cube.*

S'il vous reste un fond de soupe (ou de sauce), versez-le avec soin dans un bac à glaçons et placez-le au congélateur. La prochaine fois que vous ferez de la soupe, ajoutez quelques cubes dans la marmite.

- *Bijoux au frais.*

Pour trier plus facilement vos bijoux, sans fouiller de fond en comble vos tiroirs, n'oubliez pas les compartiments de vos bacs à glaçons. Répertoriez vos bijoux et placez-les dans les « casiers » par paire ou par catégorie (par exemple: deux boucles d'oreilles, un collier, une bague…). Les bacs prendront peu de place, empilés dans vos tiroirs. Vous pouvez également choisir un bac à glaçon original ou coloré!

BANANE:

Fruit aux multiples vertus, la banane trouve sa place dans le casse-croûte de nos amis randonneurs. Voici quelques trucs bien « peaufinés», pour vous rendre « malin comme un singe »…

- Un engrais naturel.

La peau de banane est riche en potassium et en phosphore, elle constitue une forme d'engrais naturel, pour donner un coup de pouce à vos fleurs, légumes ou plantes d'intérieur. Voici, sans glisser sur sa peau, la marche à suivre: -

faites sécher les peaux de banane à l'air, jusqu'à ce qu'elles se craquellent;

- émiettez-les et conservez-les dans des enveloppes fermées à température ambiante;

- ajoutez-les à la terre, lors de la plantation.

- Brillance.

Prenez quelques peaux de bananes que vous passerez au mixeur. La pâte lisse ainsi obtenue sera un précieux renfort pour polir votre argenterie. Un éclat naturel de brillance, « argent content »…

- Cirage.

Pour faire briller vos chaussures, frottez simplement l'extérieur à l'aide d'une peau de banane. Lustrer par la suite avec un chiffon doux.

BEURRE:

Matière grasse et « gustative », le beurre reste le plus fidèle compagnon de notre petit-déjeuner. Voici quelques conseils en matière de tartines, qui en laisseront plus d'un bouche bée.

Al dente.

Pour éviter que l'eau de votre casserole (de pâtes) ne déborde, plongez une noisette de beurre dans l'eau avant de la faire chauffer. Cette « touche » de matière grasse a la particularité d'empêcher vos pâtes de coller.

Poupée sauvée.

Jeu de gamin et plaisir d'un maquillage improvisé, si votre enfant utilise son feutre sur le visage de sa poupée, voici quelques recommandations. Frottez la tâche qui se trouve sur le visage du jouet (plastique) avec du beurre, laissez sécher au soleil quelques jours.

- Cheveux collés.

Farce de collégien ou mauvaise plaisanterie, un chewing-gum collé dans les cheveux vous mettra sûrement dans un état de rage. Heureusement, la solution est très simple! Passez un peu de beurre de cacahuètes dans vos cheveux avec vos doigts, peignez-les pour retirer complètement le chewing-gum. Un shampoing suffira à faire partir le beurre de cacahuètes.

- Colmatez les fuites.

Votre cornet de glace fuite sous la pression du chaud et du froid. Pour colmater la brèche, déposez une noix de beurre de cacahuètes au fond du cornet, avant d'y ajouter les boules de glace. Vous éviterez de vous salir et la dernière bouchée aura un parfum particulier.

- Combattre les odeurs de poisson.

Si poisson frit rime avec odeur persistante, le beurre de cacahuète peut vous aider à atténuer la propagation de ce « nuage de friture ». Avant de faire cuire le poisson, déposez une petite noisette de beurre dans la poêle.

- Souricière.

Si le sempiternel morceau de fromage attire les souris dans votre piège, n'oubliez pas qu'un morceau de beurre de cacahuètes peut aussi bien convenir. Ces petits rongeurs raffolent de friandises et de gourmandises en tout genre.

BICARBONATE DE SOUDE:

Produit à l'usage polyvalent, sensé calmer l'acidité gastrique, le bicarbonate de soude est une valeur sûre. Fortement médiatisée par Fernand Reynaud, cette poudre conjugue parfaitement utilisation domestique et médicinale.

- Un déboucheur naturel.

Mélangez un verre de bicarbonate de soude (150 grammes), un verre de sel et un demi-verre de vinaigre blanc. Déposez la substance dans la canalisation bouchée, laissez agir 15 à 20 minutes, puis versez une grande casserole d'eau bouillante dans le conduit. Par contre, ne pas utiliser si vous avez déjà versé un déboucheur (vendu dans le commerce) et qui n'est pas encore évacué.

- Un déodorant de fortune.

La chaleur estivale vous fait transpirer plus que de raison, votre déodorant préféré est en rupture… et vous n'avez pas le temps de courir au magasin pour en acheter. Déposez un peu de bicarbonate sur une houppette à poudre (ou un coton démaquillant) tamponnez la poudre sous vos aisselles. Le tour est joué! Vous serez protégé toute la journée.

- Piqûres d'insectes.

Confectionnez une pâte avec du bicarbonate de soude et de l'alcool à 90°, et appliquez le tout sur la piqûre (ou la morsure).

- Un pare-brise impeccable.

Lorsque de nombreux insectes percutent votre pare-brise, ils restent souvent collés. Voici une préparation très simple pour nettoyer votre vitre:

- diluez un demi-verre de bicarbonate de soude (75 grammes) dans un litre d'eau;

- recouvrez une éponge avec un filet (celui des oignons ou des oranges, par exemple);

- plongez l'éponge dans le liquide composé et utilisez-la pour enlever les impuretés de votre pare-brise.

- Piqûres d'ortie.

Pour calmer les démangeaisons et les inflammations provoquées par les orties, préparez une pâte à base de bicarbonate de soude et d'eau. Etalez délicatement cette mixture sur les cloques et les rougeurs.

- Cuvette « écolo ».

Au lieu d'utiliser des produits W.C. onéreux ou si vous décidez de rester nature, mettez du bicarbonate (ou du vinaigre) sur les tâches et frottez avec la brosse.

Bain de jouvence.

Si vos sels de bain habituels font défaut, tournez-vous vers la cuisine et apportez du bicarbonate de soude. Détendez-vous, il remplacera efficacement votre produit domestique et adoucira votre peau.

Fond de casserole.

Pour nettoyer casseroles et poêles en fer, versez deux cuillérées de bicarbonate de soude et un litre d'eau. Portez à ébullition pour nettoyer les parties des aliments restés accrochés.

Tennis.

Vous êtes un passionné de tennis et vous jouez régulièrement sur un court en terre battue. Etouffées entre transpiration et résidus colorés, vos chaussettes ont besoin d'un « coup » de nettoyage. Diluez une petite quantité de bicarbonate et faites tremper vos chaussettes, avant de les mettre en machine. Cette technique permet à vos chaussettes de garder leur propreté, après le lavage.

Pied de nez.

L'été, vous ne portez pas de chaussettes…mais vos pieds sentent mauvais. Saupoudrez un peu de bicarbonate de soude à l'intérieur de vos chaussures et laissez-les à l'air libre pendant quelque temps. Pour éviter qu'un nuage de poudre blanche ne recouvre vos chevilles, secouez vos chaussures avant de les remettre aux pieds.

Anticorrosion.

Préparer une pâte avec un verre d'eau et un verre de bicarbonate de soude. Etalez le produit sur les bornes de votre batterie pour neutraliser la corrosion. Laissez agir pendant une heure (au minimum), puis nettoyer.

Anti-graisse.

Ajoutez une cuillère à soupe de bicarbonate de soude à votre eau de vaisselle, la graisse sera plus vite dissoute et vos mains plus douces.

BOUCHON EN LIEGE:

Fourni par l'écorce de certains arbres (comme le chêne-liège), cet alliage précieux et léger nous charme par son bruit ... lorsqu'il sort du goulot! Posé sur une table, il tombe vite dans l'oubli, sauf si vous décidez de le recycler.

- *Protection des murs.*

Vous venez d'emménager dans un nouvel appartement, les murs sont repeints à neuf et vous hésitez à suspendre vos magnifiques tableaux. Pour éviter de salir le pan de mur, découpez quelques rondelles dans un bouchon en liège et collez-les aux quatre coins du cadre. Cette manœuvre subtile évitera la traditionnelle marque noirâtre et permettra à l'air de mieux circuler autour de votre tableau.

- *Pic à brochettes.*

Gardez vos pics à brochettes à portée de main, en les piquant dans un gros bouchon. Vous gagnerez du temps et cela vous évitera de vous piquer les doigts.

- *Clefs flottantes.*

Fabriquez une bouée pour vos clefs, en les attachants à un bouchon en liège. Si vous faites du bateau ou si vous tombez à l'eau, vos clefs flotteront et vous pourrez les rattraper plus facilement.

- *Ciseaux plantés.*

Enfoncez les lames de vos ciseaux dans un gros bouchon en liège. Cela permet d'éviter les accidents, surtout avec des ciseaux de couture dans une boîte à ouvrage. Même opération pour les aiguilles, punaises ou autres épingles.

- *Dessous-de-plat.*

Pour confectionner un beau dessous-de-plat » artisanal, sortez votre collection de vieux bouchons en liège. Il vous suffit de les couper en deux (dans le sens de la longueur) et de les assembler avec des cure-dents; ou de toute autre manière qui interpelle votre inventivité.

- *Stop rayures.*

Collez de fines rondelles de liège sous vos lampes, vases, porcelaine ou tout autre objet posé directement sur le meuble. Cette petite « lamelle » protègera votre mobilier contre les rayures.

BOUGIE:

Partagée entre romantisme et tradition, la bougie a le pouvoir de « réchauffer » l'ambiance d'une maison. Odorante, colorée ou en cire, ce petit objet indispensable porteur de lumière peut également vous apporter de précieux services.

Tiroirs à malice.

Si vous avez des difficultés à ouvrir votre commode ou votre bureau, retirez vos tiroirs puis frottez les coulisses avec de la bougie. Remettez les tiroirs en place et appréciez le mouvement de « glissade »!

Etiquettes étanches.

Frottez une bougie sur une adresse écrite à la main, pour empêcher l'encre de couler. La cire forme une pellicule imperméable. Vous pourrez donc graver vos étiquettes du sceau de « l'imperméabilité ».

Bouchon en cire.

Vous avez perdu le bouchon de votre bouteille de vin, voici une solution toute simple. Réchauffer une bougie jusqu'à ce qu'elle devienne molle, puis enroulez la dans une serviette en papier. Enfoncez-la dans le goulot pour en faire un bouchon… en cire.

Ouverture en silence.

Pour faire taire une « bonne vieille » porte qui grince, retirez-la de ses gongs et enduisez de bougie les surfaces en contact.

BROSSE A DENTS:

Fidèle compagne de vos maxillaires, la brosse à dents détartre, récure et apaise votre bouche. Même si elle ne sert qu'à frotter, sachez jouer de ses diverses utilisations.

Frotter n'est pas joué.

Pour déloger les résidus de fromage (ou tout autre aliment) incrustées dans les « mailles « de votre râpe préférée, utilisez une brosse à dents pour chasser les impuretés… avant de mettre l'instrument au lave-vaisselle.

Tissu tâché.

Pour faire partir une tâche rebelle qui s'est incrustée dans les fibres, utilisez une brosse à dent (à poils souples en nylon) pour déloger la saleté. Tamponnez la tâche, en faisant pénétrer doucement le produit détachant (javel, alcool ou vinaigre) dans le tissu.

Epilation instantanée.

Pour enlever les soies collantes sur les épis de maïs frais, utilisez une vieille brosse à dents et frottez l'épi doucement.

BROUETTE:

« Véhicule de transport » pour le jardin, la brouette vous aider à entasser, déblayer et stocker toutes sortes de matériaux. Dynamique ou statique, elle deviendra bien vite le « tout terrain » de vos organisations estivales.

Barbecue portatif.

Vous souhaitez cuisiner en extérieur, mais votre vieux barbecue est hors d'usage. Surprenez vos invités en « préparant » votre brouette (de préférence métallique). Versez du charbon de bois dans le fond de la brouette, déposez une grille de four par-dessus et allumez le feu.

Boissons fraîches.

Vous offrez l'apéritif dehors et vous n'avez pas envie de sortir votre vieille glacière aux couleurs délavées. Remplissez une brouette (préalablement nettoyée) avec de la glace, ajoutez un peu d'eau, décorer selon votre humeur. Vous avez « sur le champ » une glacière originale pour tenir au frais les boissons.

Jardin miniature.

Pour faire pousser fleurs et légumes, préparez votre brouette comme n'importe lequel de vos bacs à fleurs et plantez-y des graines. Vous pourrez la déplacer au soleil ou à l'ombre, et attendre l'hiver pour la vider et la ranger dans le garage.

CAFE:

Les grains de café sont issus des pépins d'une baie rouge qui pousse sur un grand arbuste tropical: le caféier. Consommé dans le monde entier, le café est connu pour ses vertus stimulantes… Voici quelques trucs qui vous permettront de ne pas « boire la tasse » !

Nettoyage des cendres.

Pour nettoyer votre cheminée en faisant un minimum de saletés; enlevez la cendre et répandez du marc de café dessus. Ce mélange empêche la cendre de voler dans la pièce, lorsque vous la transporterez.

Engrais express.

Répandez du marc de café autour des plantes de votre jardin, pour leur redonner un peu de vigueur. Utilisez de préférence le marc d'une cafetière à filtre, plutôt que celui d'un percolateur (moins riche en azote) où le café est bouilli. Notez également que les plantes d'intérieur sont beaucoup plus sensibles à l'acidité du marc, leur espace terre étant réduit.

Absorption.

Placer un bol rempli de marc de café frais pour absorber une mauvaise odeur dans un placard, un garde-manger ou un petit endroit clos.

Carottes turbo.

Avant de semer vos graines de carottes, mélangez-les à du café moulu. Cette technique présente deux avantages, tout d'abord en augmentant la consistance afin de semer les graines plus facilement; ensuite, la récolte gagnera en nombre. Le café moulu a pour vertus de chasser les vers de terre (qui pourraient grignoter les carottes). En se décomposant, le marc nourrit la terre au pied du plant.

Coiffeur à domicile.

Pour créer de nouveaux reflets sur des cheveux bruns ou roux, utilisez du café noir. Après le shampoing, versez le liquide (froid) sur la chevelure et rincez à l'eau claire.

Haleine fraîche.

Vous avez mangé de l'ail cru ou fait honneur au plat d'aïoli, mâchez un grain de café pour vous rafraîchir l'haleine.

Esthétique.

Mesdames, ne jetez pas le marc de café à la poubelle. Frottez-le doucement sur vos mains, pour en adoucir la peau.

CHARBON:

Dernier vestige de notre civilisation industrielle, le charbon de bois trouve aussi son utilité sans être consumé!

Déshumidificateur maison.

Un placard humide peut être terrible pour vos vêtements. Pour garder au sec vos précieuses étoffes, faites bon usage de ce « déshumidificateur maison »… Versez quelques briquettes de charbon de bois dans une boîte à café en fer et percez des trous dans le couvercle en plastique. Placez la préparation à l'intérieur de votre placard pour absorber l'humidité excessive. Même opération pour sauvegarder vos livres; il suffit pour cela de placer un morceau de charbon de bois dans votre bibliothèque (ou votre meuble de rangement).

Un antirouille.

Placez quelques briquettes de charbon de bois dans votre boîte de rangement, pour empêcher l'apparition de rouille sur vos outils en métal.

Conservez la fraîcheur.

Lorsque vous faites drageonner des plantes, placez un morceau de charbon de bois dans l'eau pour en conserver toute la fraîcheur. Glissez quelques briquettes de charbon de bois dans la jambe d'un collant, nouez l'extrémité et placez le tout à l'intérieur d'un réfrigérateur (ou congélateur) prêt à être déménagé. Même si l'appareil est fermé hermétiquement pendant quelque temps, il sentira toujours une odeur de frais.

CHAUSSETTES:

Confort des pieds ou élégance masculine, vos chaussettes peuvent facilement devenir de précieux alliés pour mener à bien de nombreux travaux... manuels.

Accessoire de nettoyage.

Fabriquez votre « propre » instrument de nettoyage avec une vieille chaussette et une règle plate (ou un mètre en bois). Enfilez la chaussette sur la règle et attachez-la avec un élastique. Vaporisez un produit dépoussiérant ou de l'alcool à 90° sur la texture et commencez l'opération propreté. Ce montage convient parfaitement pour un nettoyage de stores à fines lamelles ou tout objet placé en hauteur (ce qui évite de le décrocher).

Chaussures protégées.

Lorsque vous envisagez de peindre une pièce, les tâches de peinture se répandent très vite et vos chaussures en prennent « plein la vue ». Enfilez une vieille paire de chaussettes par-dessus vos chaussures pour les protéger des éclaboussures.

Gant sympa.

Gardez quelques vieilles chaussettes dans le coffre de votre voiture et utilisez-les à la place de vos gants, lorsque vous devez changer une roue ou mettre les mains dans le moteur.

Ruse de Sioux.

Aujourd'hui, grand nettoyage. Vous devez déplacer et lustrer votre mobilier sans rayer le parquet ni réveiller le voisin qui fait la sieste. Enfilez de vieilles chaussettes sur les pieds de vos meubles, vous éviterez les rayures sur le sol et faciliterez le déplacement de ceux-ci… sans bruit.

Capot lustré.

Les vieilles chaussettes sont idéales comme moufles, pour cirer ou lustrer votre véhicule.

Emballage camping.

Vous partez en camping, ou vous êtes en train de déménager, pour limiter la casse… enfilez les verres dans des chaussettes pour amortir les chocs. Bien entendu, cette manœuvre est destinée à ceux qui préfèrent boire l'apéritif dans un verre, plutôt que dans un gobelet.

CINTRE:

Discret dans votre penderie, le cintre porte et supporte vos vêtements. Solide ou flexible, fer ou plastique, renforcé ou brut, neutre ou coloré, ses qualités ne manqueront pas de vous séduire… hors des placards.

Antistatique de base.

Pour vous décharger de l'électricité statique parasite, passez un cintre en fer dans vos cheveux ou sur vos vêtements (jupe, pantalon, doublure..). L'électricité statique de votre corps sera immédiatement transférée sur le cintre et ne vous fera plus dresser les cheveux sur la tête!

Quincaillerie bien rangée.

Votre atelier est surchargé et vous souhaitez avoir à portée de main écrous et rondelles. Voici une astuce simple et efficace. Détortillez les extrémités de quelques cintres métalliques et enfilez votre quincaillerie par-dessus. Sortez plus facilement chaque écrou, en le faisant glisser.

Le bon chemin.

Si votre tuyau d'arrosage doit traverser un parterre de fleurs, pour arroser une autre partie du jardin; détournez son chemin avec quelques cintres. Coupez les crochets des cintres et pliez la partie restante en forme de « M ». Piquez-les dans le sol pour faire un passage surélevé au-dessus de vos fleurs, puis glissez le tuyau dans la partie courbée du cintre. Vous venez de mettre au point le « jet-rail de jardin ».

Oiseau rare.

Pour suspendre une maisonnette à oiseaux dans un arbre de votre jardin, utilisez de préférence un cintre et du fil de fer (comme attache). N'oubliez pas que la ficelle ou la corde ne résisterait pas longtemps aux petites dents d'un écureuil ou de tout autre rongeur à l'affût.

Égouttoir à pinceaux.

Vous avez utilisé plusieurs pinceaux pour repeindre votre appartement, l'heure fatidique du nettoyage arrive… Pour nettoyer vos pinceaux en une seule fois:

- suspendez-les dans une boîte remplie de solvant,

- faites passer un cintre en fer dans les trous des manches,

- et recourbez le fil de fer sur les bords du pot de peinture.

Un séchoir à baskets.

Pour faire sécher vos baskets ou vos chaussures de toile fraîchement lavées:

- recourbez vers le haut les deux extrémités d'un cintre métallique,

- accrochez le cintre sur une tringle,

- et enfilez une chaussure sur chaque pointe.

CITRON:

Mettez un zeste d'inventivité dans votre existence!

Couleur ivoire:

Généralement, les objets anciens ou les couverts en ivoire ont tendance à jaunir avec l'âge. Pour restaurer leur couleur d'origine, frottez l'ivoire avec un morceau de citron trempé dans du sel.

Reflets dorés:

Vous avez les cheveux ternes et foncés, un jus acidulé peut vous aider à les éclaircir. Voici la recette du rinçage au citron:

- mélangez une cuillère à soupe de jus de citron à trois litres d'eau,

- utiliser la potion pour rincer les cheveux.

Manucure express:

Pour nettoyer le bout de vos doigts et vos ongles, sans passer par le salon d'esthétique, frottez-les sur un demi-citron. Ils retrouveront « recto-verso » leur propreté originelle.

Inox sans intox:

Pour faire briller les casseroles et les poêles en inox, frottez-les simplement avec un chiffon imbibé de jus de citron.

Antiparasitaire naturel:

Si vous êtes à la recherche d'un antipuce naturel, coupez deux citrons en morceaux et plongez-les dans un litre d'eau. Faites bouillir une heure et laisser reposer une nuit. Passez (filtrez) le liquide et vaporisez-le sur votre animal, à l'endroit où il se gratte.

Désodorisant naturel:

Votre maison va rester inhabitée pendant quelque temps, et vous ne supportez pas l'odeur du « renfermé » qui viendra vous taquiner les narines à votre retour. Avant de partir, coupez un citron en deux et placez chacune des moitiés sur une coupelle, dans deux pièces opposées de la maison. L'ambiance de votre intérieur, bénéficiera d'un désodorisant actif et 100% naturel.

Peau neuve:

La vie moderne et trépidante ne vous permet pas de vous occuper de vous-même. Vos ongles ont tendance à jaunir, la peau de vos pieds prend une couleur inhabituelle. Découpez un citron et frottez le jus sur les zones jaunies. Vous pourrez également utiliser un peu de jus de citron, pour traiter localement les ampoules ou les boutons de fièvre.

Riz souple:

Ajoutez une cuillère à café de jus de citron frais dans l'eau de cuisson, ainsi vous éviterez un riz collant.

Salade de fruits:

Vous souhaitez que votre salade de fruits soit parfaite pour votre repas d'anniversaire. D'autre part, vous hésitez à couper les fruits à l'avance… Arrosez le tout de jus de citron et les fruits ne noirciront pas. Saveur et fraîcheur seront ainsi conservées.

COLLE:

Élaborée autrefois avec des matières naturelles (comme la gomme des arbres), la colle permet de réparer, d'assembler, de créer, de colmater et surtout de réunir deux objets séparés.

Panse pas bête:

Lorsque vous élaguez vos arbres, scellez le bout des tiges et des branches avec de la colle blanche, pour empêcher la plante de sécher trop rapidement. Cette manœuvre évite que les insectes viennent se nourrir sur cette partie fragile et mise à nu.

Trou plus petit:

Certains trous deviennent parfois trop larges pour y enfoncer une vis. Trempez un morceau de coton dans de la colle blanche ordinaire, enfoncez-le dans le trou et laissez sécher pendant 24 heures. Testez ensuite votre vis pour trouver le bon diamètre.

Exit:

Pour enlever une écharde (ou une épine de cactus), tamponnez la zone avec un peu de colle blanche. Laissez sécher, puis retirer la couche de colle et l'écharde en même temps.

Rebouchage instantané:

Votre plafond a quelques fissures, et vous ne jugez pas utile de refaire tous les plâtres. Voici un enduit de rebouchage fait maison: - mélangez un peu de colle blanche avec du bicarbonate de soude, - si le plafond n'est pas blanc, ajoutez du colorant alimentaire pour uniformiser, - utilisez cette pâte pour reboucher les petites fissures.

CONCOMBRE:

Ce légume savamment découpé en lamelles, garnit et rafraîchit vos plats estivaux. Fidèle allié de votre régime minceur, il peut vous surprendre par son utilisation cosmopolite!

Anti-moustique.

Epluchez un concombre, et réduisez-le en purée. Versez le liquide filtré dans un bac à glaçons et congelez-le. L'été, avant de sortir, frottez quelques glaçons sur votre visage et vos mains. Les moustiques garderont leurs distances, grâce à ce « chasseur d'insecte » naturel.

Barrage.

Déposez des pelures de concombre, le long d'un itinéraire emprunté par les fourmis. La colonie de fourmis rebroussera chemin. Coupé en morceau, le concombre représente également un bon insectarium contre les cafards.

Cure de vert.

Découpez de fines rondelles de concombre froid, et placez-en deux sur vos yeux pochés et fatigués. Détendez-vous pendant 15 minutes et profitez d'une cure de rajeunissement vite improvisée.

Saucière.

Un grand concombre peut s'avérer utile pour fabriquer un récipient original pour vos sauces. Découpez-le en deux dans la longueur, videz l'intérieur avec une cuillère et laissez une poignée au centre.

COQUILLES D'ŒUFS:

Voici quelques « histoires d'œufs » ou comment apprendre « l'art de la coquille ».

Un engrais providentiel.

Certaines plantes adorent les œufs. Offrez-leur ce plaisir. Quelques jours à l'avance, écrasez des coquilles d'œufs (riches en calcium) dans l'eau que vous allez utiliser pour arroser vos plantations. Laissez reposer la solution pendant plusieurs jours, secouez bien, et arrosez vos plantes…

Détachant mixte.

Vos objets en verre ou en porcelaine sont tâchés, il vous faut trouver le produit miracle dans vos placards de cuisine. Préparez une solution de vinaigre et de coquilles d'œufs. Faites tremper vos objets, qui ressortiront impeccablement nettoyés.

Richesse minérale.

Ne jetez plus l'eau dans laquelle vous avez fait bouillir vos œufs durs. Extrêmement riche en minéraux, vous pourrez l'utiliser (une fois refroidie) pour nourrir vos plantes d'intérieur.

Entonnoir jetable.

Vous avez besoin d'un entonnoir pour filtrer une mixture plutôt salissante, attrapez une coquille d'œuf et percez un trou dans le fond. A utiliser pour tout ce qui est chimique, avec la possibilité de changer d'entonnoir à chaque manipulation.

ECORCES D'ORANGES:

Nos aïeux avaient l'habitude de « garder les pelures », pour les donner aux poules ou les réutiliser de manière…domestique. Voici quelques techniques bien « épluchées » destinées à recycler les peaux d'orange.

Chat Fuyant.

Pour éloigner les gentils matous qui utilisent votre potager comme une litière, répandez un mélange d'écorces d'orange et de marc de café à l'endroit « sensible ». Les félins surpris par cette nouvelle odeur, chercheront un autre terrain.

Pot-pourri.

Gardez l'écorce d'une orange, coupez-la en morceau et faites la bouillir à feu doux sur la cuisinière… pour répandre une odeur fruitée dans toute la maison.

Placards parfumés.

Prenez une orange entière et recouvrez-la entièrement de clous de girofle. Suspendez-la dans vos armoires pour rafraîchir l'air et repousser les mites. Le fruit sèchera et durera plusieurs années. Fabriquez rapidement un diffuseur de parfum en piquant une orange, une pomme ou un citron avec des clous de girofle.

Anti-fourmis.

Mixez un mélange d'écorces d'orange et d'eau jusqu'à l'obtention d'un liquide onctueux et versez-le sur la fourmilière (tôt le matin si possible).

ÉPICES:

Indispensables touches de saveur, les épices vous rendront de précieux services aussi bien à l'intérieur qu'à l'extérieur de vos plats cuisinés!

Antimite.

Glissez quelques clous de girofle dans les poches de vos vêtements ou fabriquez des sachets de clous de girofle à suspendre dans vos armoires. Cette astuce vous permettra de repousser les mites et de donner à vos placards une petite touche épicée.

Insecticide extérieur.

Pour déloger les insectes qui rôdent autour de vos plantes, utilisez un mélange de poivre noir et farine tamisée. Saupoudrez le tout sur et autour de vos plantations, les insectes battront en retraite et vos plantes fleuriront plus facilement. Pour faire fuir les nuisibles comme les chenilles, les fourmis ou les araignées, mélangez quelques piments de Cayenne avec de l'eau dans un mixeur. Mettez dans un vaporisateur et pulvérisez.

Désodorisant naturel.

Vous souhaitez utiliser vos bocaux en verre, mais certains « sentent mauvais ». Pour les désinfecter, remplissez-les avec une solution d'eau et de moutarde séchée. Laissez tremper plusieurs heures, lavez et rincer à grande eau.

Tomates au basilic.

Les insectes prennent d'assaut vos plants de tomates. Formez un bouclier en plaçant un peu de basilic aux endroits stratégiques.

FARINE:

Elément indissociable de vos desserts et arme secrète des
« bizutages », la farine blanchira vos « bêtes noires »...

Barrière.

Chassez les fourmis de votre intérieur, en déposant une » barrière »
de farine aux endroits où elles passent pour entrer.

Avocats.

Les avocats mûriront plus rapidement si vous les enfouissez dans...
un bol de farine.

Cuivres nets.

Fabriquez une pâte pour astiquer les cuivres en mélangeant des doses
égales de:

- Vinaigre,

- sel,

- farine.

Appliquez la mixture en frottant.

Veillez à rincer soigneusement la pâte après l'application, pour éviter
la corrosion.

Visuel.

Lorsque vous mettez de l'engrais sur votre gazon, mélangez-le avec un peu de farine… pour distinguer d'un seul coup d'œil les zones recouvertes des zones oubliées.

Noix roulées.

Si vous aimez rajouter des noix ou d'autres fruits secs à la pâte d'un gâteau, essayez de les rouler dans la farine! (elles ne tomberont pas dans le fond du plat).

FICELLE:

Accessoire fétiche des campeurs, des bricoleurs ou des « castors juniors », la ficelle vous étonnera par ses diverses utilisations.

Ouverture express.

Vous êtes sur le point de déménager et de fermer vos cartons d'emballage. Placez un morceau de ficelle à l'endroit où vous allez coller le ruban adhésif, juste avant de fermer le carton. Laissez dépasser quelques centimètres de ficelle à la jonction entre les deux bouts d'adhésif. Au moment de déballer les cartons, il vous suffira de tirer sur la ficelle pour décoller rapidement le scotch; vous n'aurez pas besoin de ciseaux ni de canif.

Dents éclatantes.

Pour nettoyer les dents de vos belles fourchettes, mouillez un morceau de ficelle et recouvrez-le de bicarbonate de soude. Faites-le passer entre les dents de vos fourchettes en argent massif, pour décaper cette zone difficile d'accès.

Bonne mesure.

Pour tailler votre haie d'une manière rectiligne et régulière, attachez une ficelle à une branche d'un côté de la haie et tendez-la jusqu'à l'autre extrémité. Prenez un peu de recul et jetez un coup d'œil pour vous assurer que la ficelle est bien droite. Le fil, ainsi tendu, vous permettra d'ajuster la taille de la haie… comme une sorte de guide!

Pas de vis.

Enroulez un morceau de ficelle sur le pas de la vis, avant de l'insérer dans le trou. Elle accrochera mieux.

Alignement.

Humectez un morceau de ficelle et trempez-le dans votre boîte de graines. Les graines se colleront le long de la ficelle. Déposez ensuite la ficelle ainsi garnie dans votre jardin et recouvrez-la de terre. Vous obtiendrez une belle rangée de plantes, bien alignées.

FILTRES A CAFE:

Inventés par une ménagère allemande (Melitta Benz), qui en avait assez de faire infuser le café dans l'eau, les filtres à café doivent leur origine au papier buvard qui avait été utilisé pour faire passer le café.

Vitres nettes.

Lorsque vous essuyez vos vitres avec un torchon ou un essuie tout, vous constatez la présence de peluches et d'impuretés. Pour effacer toute trace sur vos carreaux, essuyez-les avec un filtre à café.

Esquimaux.

Pour éviter que la glace coule en abondance sur les mains de vos enfants, entourez le bâtonnet de l'esquimau avec un filtre à café… il récoltera la glace fondue, évitant les taches intempestives.

Porcelaine.

Protégez votre porcelaine en intercalant un filtre à café entre chaque plat, pour éviter les rayures.

Un « pot au filtre ».

Avant de mettre en pot votre nouvelle jardinière, déposez une couche de filtres à café dans le fond. Cette opération empêchera la terre de passer à travers les trous de drainage.

Vin sans bouchon.

Pour la circonstance, vous ouvrez une vielle bouteille de vin mais son bouchon est vieux... quelques résidus de liège tombent dans le précieux nectar. Placez un filtre à café sur le goulot de la bouteille et versez le vin à travers. Notez que vous pouvez aisément le mettre en carafe ou dans un autre récipient, sans subir les désagréments du dépôt.

Anti-éclaboussure.

Déposez un filtre à café sur votre plat, avant de le mettre au micro-ondes. Cette technique permet de réchauffer les aliments plus rapidement, tout en évitant les éclaboussures.

Glaçons:

Voici quelques astuces qui n'ont pas froid dans le dos!

Chewing gum.

Pour décoller du chewing-gum sur les vêtements, frottez un glaçon sur la pâte pour la durcir. Ensuite, grattez-le avec une cuillère ou tout autre ustensile, avant de laver le vêtement normalement.

Moquette au poil!

Votre moquette est aplatie par endroits, sous le poids des meubles. Redressez les poils en plaçant un glaçon sur chaque « empreinte ». Laissez-le fondre et, puis revenez avec une vieille brosse à dents, un cure-dents, une pièce ou simplement vos doigts pour... redresser les poils.

Dégraissage.

Vous suivez un régime draconien et vos efforts sont concentrés sur la réduction de matière grasse. Glissez quelques glaçons dans vos soupes et vos ragoûts pour les dégraisser; la graisse se figera autour des glaçons au fur et à mesure qu'ils fondent. Vous pourrez facilement extraire le gras avec une cuillère. Remettez la soupe à chauffer et savourez un plat allégé!

Arrosage progressif.

Vos plantes d'intérieur dégorgent, chaque fois que vous les arrosez. Déposez quelques glaçons sur la terre, ils fondront plus lentement sans salir le sol. Notez que cette technique est idéale pour les plantes situées en hauteur, difficilement accessibles avec l'arrosoir.

Ecuelle fraîche.

L'été, lors des fortes chaleurs, veillez à ce que votre animal préféré ait toujours de l'eau fraîche à disposition tout au long de la journée. Mettez donc quelques glaçons dans son écuelle le matin.

Timbres à la chaîne.

Vous avez une multitude d'enveloppes à coller, et pas forcément envie de lécher tous les timbres. Placez quelques glaçons dans un petit bol, et frottez le timbre sur la glace.

Riz chaud.

Faites réchauffer les restes de riz au micro-onde, en plaçant un glaçon au-dessus. Cette petite dose d'humidité donnera meilleur goût au plat.

GOMME:

Fidèle allié de note crayon gris, la gomme a toujours eu sa place dans nos trousses d'écoliers. Du sol au plafond, son usage vous rendra de précieux services.

Joints propres.

Pour nettoyer des joints de carrelage encrassés, prenez votre gomme de bureau (forme circulaire). Faites-la rouler le long des joints pour gommer la saleté. Certaines gommes sont vendues avec un petit pinceau sur le manche, pour balayer les petits bouts dans les coins.

Empreintes au sol.

Pour faire disparaître facilement les marques noires (de talon) sur un sol propre, effacez-les avec une gomme à dessin.

Mur non lavable.

Une gomme à dessin reste la solution la plus douce pour traiter les taches qui ornent les revêtements muraux non lavables. Assure vous de gommer délicatement les impuretés dans le sens des fibres (s'il y en a un).

Rainures déblayées.

Pour nettoyer plus facilement les rainures de votre baie vitrée coulissante, enveloppez une gomme dans un chiffon humide et glissez-la entre les rainures.

HUILE:

Matière grasse végétale, l'huile est la compagne de vos salades, de vos grillades et bien entendu de vos fritures. Son utilisation universelle en fait un produit tout-terrain exceptionnel.

Verre collé.

Pour décoller un adhésif sur du verre, tamponnez un peu d'huile sur l'objet avec une feuille d'essuie-tout et frottez énergiquement. Si l'adhésif est tenace, utilisez un peu de dentifrice en plus de l'huile. Dès que l'adhésif est complètement décollé, nettoyez le verre avec de l'eau chaude savonneuse. Evitez surtout d'utiliser un abrasif sur le plastique (rayures).

Tondeuse efficace.

L'herbe fraîchement coupée a tendance à se coller sur la lame de la tondeuse et cette humidité accrue peut la faire rouiller ou l'émousser. Vaporisez un peu d'huile de table sur la lame avant de commencer à tondre. L'herbe ne collera pas et votre lame durera plus longtemps.

Complément alimentaire.

Ajoutez tous les jours un peu d'huile d'olive dans la pâtée de votre animal pour que son poil reste doux et brillant.

Fartage express.

Frottez de l'huile de table sur votre pelle, pour que la neige glisse plus facilement en cas de déblayage.

Ecran protecteur.

Vaporisez un peu d'huile de table sur le pare-chocs et la grille de votre voiture (après nettoyage), les insectes se décolleront plus facilement et vous n'abîmerez pas la peinture de la carrosserie.

Cirage improvisé.

Si vous n'avez pas de cirage sous la main pour faire briller vos chaussures, frottez-les avec un peu d'huile d'olive et lustrez avec un chiffon doux.

Echarde.

Pour retirer plus facilement une écharde douloureuse, tamponnez d'abord la zone sensible avec un peu d'huile de table.

Antigel.

Pour éviter que le coffre arrière de votre voiture reste collé par le gel en hiver, frottez le joint d'étanchéité avec de l'huile végétale.

Exit Goudron.

Si vous avez accidentellement renversé du goudron sur quelque chose, frottez la tâche avec un peu d'huile d'olive et laissez agir. Le goudron devrait normalement de ramollir afin que vous puissiez le gratter plus facilement.

Filtrage.

Vous en avez assez de gratter les petits résidus qui se déposent sur votre râpe à fromage… frottez-la avant de l'utiliser avec de l'huile végétale.

Peau de chamois.

Assouplissez une peau de chamois devenue raide, en la plongeant dans de l'eau additionnée d'une cuillerée d'huile d'olive. Votre peau de chamois retrouvera bien vite ses qualités initiales.

JUS DE TOMATE:

Découvrez les vertus cachées du jus de tomate!

Shampoing nature.

Le chlore d'une piscine peut donner aux cheveux blonds une teinte verdâtre assez inesthétique. Pour neutraliser ces effets, appliquez du jus de tomate sur vos cheveux. Laissez agir quelques minutes, faites un shampoing et rincer à l'eau claire.

Odeur fétide.

Vous revenez de voyage et vous vous apercevez qu'une coupure d'électricité a éteint votre réfrigérateur. A l'intérieur les aliments pourrissent et dégagent une odeur putride. Pour vous débarrasser de cette odeur, rincez tout simplement l'intérieur du congélateur avec un jus de tomate ou du vinaigre.

LAIT:

Le lait en poudre existe depuis plusieurs siècles. Son origine remonte à l'ère mongole de Gengis Khan, où les soldats faisaient sécher du lait de jument au soleil. Ils le mélangeaient à de l'eau contenue dans une gourde suspendue à leur cheval. Pendant leur journée, les mouvements du cheval transformaient le mélange en une sorte de bouillie liquide.

Corps plus!

Si certains de vos vêtements supposés infroissables, se sont ramollis… ajoutez un verre de lait en poudre à la dernière eau de rinçage.

Collage malin.

Vous pouvez réparer de la porcelaine avec du… lait. Déposez l'assiette fêlée dans une casserole, recouvrez-la de lait (ou d'un mélange à base d'eau et de lait en poudre), portez à ébullition. Ensuite, baissez la température et laissez frémir pendant 45 minutes. Les protéines du lait devraient « cimenter » la fissure.

Plants de tomates.

Vous êtes à la fois fumeur et jardinier, prenez garde à la mosaïque du tabac. Cette maladie « virale » est transmise par les mains aux plants de tomates. Pour vous prémunir de ce fléau, frottez-vous les mains avec du lait avant de toucher les plants.

Poisson dans l'eau.

Faites décongeler votre poisson surgelé dans du lait, pour qu'il ait presque le même goût que le frais.

MAYONNAISE:

Deux origines pour notre célèbre mayonnaise. Certains textes attribuent l'invention de la célèbre sauce au duc de Richelieu, qui l'aurait baptisé « Mahonnaise »... en souvenir de la prise du fort britannique de Mahon en 1756. D'autres font le rapport avec le mot « moyeu », qui signifiait autrefois « jaune d'œuf ».

Masque de beauté.

Si vous avez la peau sèche, pourquoi ne pas vous fabriquer un masque à la mayonnaise? Utilisez de la mayonnaise aux œufs entiers et appliquez-la sur votre visage. Laissez agir 20 minutes, essuyez l'excédent et rincez à l'eau froide.

Marques d'eau.

Pour faire disparaître les marques d'eau sur les meubles en bois, frottez-les avec de la mayonnaise. Laissez agir une nuit avant d'essuyer.

Après-shampoing.

Pour un traitement naturel sur les cheveux secs, appréciez l'action de la mayonnaise pour les vivifier et leur redonner de la brillance. Massez les cheveux avec de la mayonnaise, laissez agir 5 minutes et lavez-les normalement. Vous pouvez également mélanger 4 cuillerées à soupe de mayonnaise et un demi-avocat. Utilisez ce mélange comme n'importe quel après-shampoing, en la laissant agir 5 à 10 minutes sur vos cheveux. Rincez soigneusement.

OIGNONS.

Au même titre que l'ail, l'oignon occupe une place de choix dans les placards à pharmacie de nos aïeux. Pour traiter la toux, les paysans d'autrefois portaient une chaussette remplie d'oignons émincés et l'autre remplie avec du poivre noir. Fidèle allié de nos glandes lacrymales, ces diverses utilisations vous feront « pleurer de rire ».

Piqûres d'abeilles.

Appliquez une rondelle d'oignon sur une piqûre d'abeille pendant quelques minutes, pour calmer la douleur et atténuer l'inflammation.

Peinture fraîche.

Vous venez de repeindre votre salon et vous êtes incommodé par l'odeur de peinture qui repose à l'intérieur.

Hachez un gros oignon et plongez-le dans un bol d'eau. Déposez-le dans la pièce pendant quelques heures. Les odeurs tenaces seront ainsi neutralisées.

Sels médicinaux.

Un de vos invités vient de s'évanouir et vous n'avez pas de sels à lui faire respirer. Agitez un oignon émincé devant son nez, pour le ranimer. L'odeur forte de la plante est stimulante!

Spray maison.

Pour éloigner les insectes du jardin, mixez des oignons avec de l'eau et vaporisez le mélange.

PAPIER D'ALUMINIUM:

Ce métal léger et fin comme du papier servait au départ à protéger les cigarettes et les sucreries de l'humidité. De nos jours, c'est l'emballage phare de nos pique-niques et il reste synonyme de « conservation ».

Beau miroir.

Votre beau miroir ancien présente une zone d'usure sur la surface réfléchissante, redonnez-lui du tain assez facilement. Collez un morceau de papier d'aluminium au dos du miroir.

Chromes étincelants.

Astiquez les chromes rouillés avec la face brillante d'un morceau de « papier alu ». Frottez ensuite avec de l'alcool à 90° sur un chiffon.

Sacré coup de fer.

Repassez vos vêtements des deux côtés et en deux fois moins de temps! Glissez un morceau de papier d'aluminium entre la planche à repasser et le textile. L'aluminium absorbera la chaleur et la réfléchira sur le vêtement.

Arme anti-insecte.

Utilisez des bandes de « papier alu » comme remparts autour de vos plants de maïs, tomates ou courges. L'aluminium réfléchit la lumière, ce qui repousse bon nombre d'insectes.

Réflecteur isolant.

Découpez un morceau d'isolant ou de liège, qui soit de la même taille que votre radiateur. Recouvrez-le de papier d'aluminium et glissez-le entre le chauffage et le mur. La chaleur sera ainsi redirigée…

Croûte parfaite.

Pour éviter que les bords de votre pâte à tarte ne brunissent trop rapidement, où brûlent avant que la reste de la tarte soit cuit… recouvrez-les avec des morceaux de papier d'aluminium. La pâte sera uniformément dorée et cuite à point sur toute la circonférence.

Aiguisoir à ciseaux.

Superposez plusieurs épaisseurs de papier d'aluminium et découpez-les plusieurs fois avec vos ciseaux émoussés. Ils redeviendront tranchants, comme neufs!

PAPIER JOURNAL:

La presse mise en page, la page mise sous presse!

Voyage d'à faire.

Vous partez en voyage et vous emportez votre fer... mais pas la table à repasser. Fabriquez-en une, quel que soit l'endroit où vous vous trouvez. Glissez une pile de magazines ou de journaux dans une taie d'oreiller, déposez-la sur le sol (ou sur un lit) et repassez vos vêtements.

Antimites.

Pour éloigner les mites de vos lainages te autres couvertures, enveloppez-les dans du papier journal avant de les ranger. Surtout, assurez-vous que les bords soient correctement scotchés.

Après casse.

Vous venez de casser un verre et les débris se sont répandus sur le sol. En balayant, vous risquez de laisser de petits éclats susceptibles de vous blesser (si vous marchez pieds nus par exemple). Pour bien nettoyer les éclats de verre, prenez un papier journal et humidifiez-le. Ensuite passez-le à l'endroit de la casse. Les morceaux de verre colleront au papier mouillé et vous n'aurez plus qu'à jeter le tout à la poubelle.

As de carreaux.

Chiffonnez quelques pages de journaux et commencez à nettoyer vos carreaux. Cette technique allie efficacité et simplicité.

Fond de poubelle.

Tapissez le fond de votre poubelle avec quelques couches de papier journal pour combattre les mauvaises odeurs. Le papier journal absorbera en partie l'odeur de décomposition des aliments et protègera en même temps le fond de la poubelle contre les objets pointus ou coupants.

Hôtel de campagne.

Les perce-oreilles ont envahi vos plants, voici une contre-attaque bien trempée! Roulez un journal humidifié bien serré et attachez-le (pour empêcher qu'il se déroule). Déposez cette « édition spéciale » au pied de vos plantes assaillies et laissez-la une nuit entière. Au petit matin, le rouleau sera devenu un hôtel à perce-oreilles. Ensuite, brûlez le journal et répétez l'opération si nécessaire.

Electricité.

Enlever une ampoule électrique cassée de la douille n'est pas sans risque. Voici une technique qui a fait ses preuves. Mettez une paire de gros gants, puis prenez une boule de papier journal et enfoncez-la sur le verre. Tournez quelques tours dans le sens inverse des aiguilles d'une montre pour dévisser l'ampoule. Ensuite, emballez et jetez le tout à la poubelle.

Emballage.

Vous souhaitez faire un cadeau après vos vacances dans les îles et vous vous apercevez que vous n'avez pas de papier cadeau. Pour ajouter un zeste d'exotisme, emballez le cadeau dans un papier journal du pays. Vous offrez ainsi objet et originalité!

PINCES A LINGE:

Utensile qui accompagne vos lessives, les pinces à linge sont les gardiennes de vos vêtements. Découvrez quelques trucs qui tiennent la ligne…

Pince-bête.

Lorsque l'un de vos vêtements nécessite une attention particulière, accrochez bien en vue une pince à linge sur le col. Dès que vous ouvrez votre armoire, vous savez que vous devez laver le vêtement ainsi décoré!

Doigts de fée.

Pour allumer plus facilement votre cheminée ou votre barbecue, coincez une allumette dans une pince à linge … pour augmenter la distance de sécurité entre la flamme et vos doigts.

Intimité.

Eternel voyageur, vous allez souvent dans des chambres d'hôtel dont les rideaux ne ferment pas. Emportez quelques pinces à linge dans votre valise. En fixant les deux pans des rideaux avec les pinces à linge, vous vous protègerez de la lumière extérieure et des regards indiscrets.

Plein tube.

Vous n'aimez pas jeter votre tube de dentifrice, sachant qu'il en reste encore à l'intérieur. Une pince à linge peut vous aider à aplatir le bout du tube, au fur et à mesure que vous mettez du dentifrice sur la brosse à dents.

Fermeture express.

Les pinces à linge sont idéales pour refermer les sachets de chips, de biscuits apéritifs ou autres paquets de gâteaux.

PNEUS:

A l'origine les pneus étaient blancs, par la suite une société américaine ajouta des pigments de carbone pour changer leur couleur. Ce procédé qui bouleversa les standards de fabrication, avait également la particularité de rendre les pneumatiques plus résistants.

Pare-chocs.

Transformez vos vieux pneus en pare-chocs, pour protéger les arbres des lames de la tondeuse. Découpez le pneu ou glissez-le autour des arbustes, adaptez-vous à la taille des arbres. Si vous souhaitez les laisser en permanence, percez des trous dans le fond du pneu et remplissez-le avec du fumier. Lorsqu'il pleuvra, vous aurez de l'engrais liquide pour fertiliser vos arbres.

Bandes antidérapantes.

La chape des vieux pneus peut permettre de renforcer la sécurité sur un ponton, un escalier glissant ou un sol de garage huileux. Il vous suffit d'en fixer quelques sections aux endroits particulièrement glissants pour rendre votre chemin plus sûr.

Coup de hache.

Si vous avez l'habitude de fendre du bois à la hache, essayez une nouvelle mesure de sécurité. Placez autant de bois que possible à la verticale, à l'intérieur d'un vieux pneu qui maintiendra les tronçons en place. Si la hache part de travers, le pneu servira de butoir.

Mangeoire.

Fabriquez une mangeoire « spécial écureuil », et regardez-les s'amuser. Faites quelques découpes dans un vieux pneu, et emboîtez les deux extrémités l'une dans l'autre. Percez un trou dans la partie inférieur pour l'évacuation de l'eau. Suspendez cette maisonnette à écureuil suffisamment loin des oiseaux…

POMME:

Découvrez les multiples vertus du… fruit défendu.

Eclat.

Pour que vos casseroles et vos poêles en aluminium retrouvent tout leur éclat, faites cuire à l'intérieur de ceux-ci des pommes, de la rhubarbe ou des citrons.

Poulet rôti.

Vous constatez que votre poulet est trop sec lors de sa cuisson. Fourrez le poulet avec une pomme entière et faites-le rôtir normalement.

Jetez la pomme, servez à vos invités un poulet tendre et juteux à souhait.

Art déco.

Décorez votre table ou votre cheminée de manière originale. Evidez quelques grosses pommes et plantez des (bougies de différentes tailles ou couleurs) à l'intérieur. Ajoutez un peu de verdure et votre maison prendra vite un petit air de paradis.

POMME DE TERRE:

La « bonne à tout faire » des légumineuses, l'universelle « patate » qui trouve sa place dans votre garde-manger. A stocker sans modération.

Dessalage.

Vous avez été un peu trop généreux sur la salière et votre potage est devenu immangeable. Pour rattraper le coup, découpez une pomme de terre crue et pelée en gros cubes et plongez-la dedans pendant 10 minutes environ. Dès que les cubes commencent à se ramollir, repêchez-les. Ils auront absorbé l'excès de sel.

Boutures.

Pour que vos boutures de géranium prennent un bon départ dans la vie, utilisez une pomme de terre. Il vous suffit pour cela de creuser une pomme de terre, d'y déposer la bouture et de planter le tout dans la terre.

Anti rouille.

Pour nettoyer la rouille qui s'est déposée sur vos plaques à biscuits ou vos moules à pâtisserie, voici une technique très simple. Trempez une pomme de terre dans du bicarbonate de soude (ou de la poudre à récurer) et frottez. L'humidité de la pomme de terre permet de faire adhérer la poudre et l'amidon facilite le nettoyage de la rouille.

Chasse aux vers.

Les vers de terre sont bons pour le sol de votre jardin, mais en ce qui concerne vos plantes d'intérieur... c'est une autre histoire. Si vous pensez que vos plantes risquent d'être envahies par des vers, déposez une rondelle de pomme de terre sur la terre. Les vers remonteront à la surface pour en manger; et vous pourrez alors vous en débarrasser.

Détachant express.

Après avoir découpé des légumes de couleur vive (carottes, betteraves ou potirons) vous risquez d'avoir les doigts tachés. Frottez une rondelle de pomme de terre crue sur vos doigts et éliminez les taches.

SEL:

La racine du nom de ce célèbre condiment remonte à l'Antiquité. Les soldats romains touchaient un « salarium » (ration de sel), qui est à l'origine du mot « salaire ». Un bon soldat valait son « pesant de sel ».

Fleurs artificielles.

Pour raviver vos fleurs artificielles, utilisez du sel. Placez vos fleurs dans un grand sac en papier, versez un verre de sel (150 grammes), agitez vigoureusement et retirez-les. Secouez les fleurs plusieurs fois de suite au-dessus du sac pour les débarrasser des résidus de sel, elles seront plus propres et éclatantes.

Œufs brouillés.

Les œufs cassés sont gluants et difficiles à ramasser. Saupoudrez du sel sur la tâche pour recouvrir les œufs, essuyez avec de l'essuie-tout. Le tour est joué!

Gargarismes.

Dans nos remèdes de campagne, les gargarismes étaient souvent employés pour se débarrasser d'un mal de gorge ou pour dégager les muqueuses. Pour apaiser rapidement un mal de gorge, mélangez ¼ de cuillérée à café de sel dans ½ verre d'eau chaude. Faites-vous un gargarisme d'eau chaude salée.

Antirouille.

Vos outils de bricolage se sont laissés surprendre par la rouille, remettez-les en état avec la mixture suivante. Mélangez du sel dans une cuillère à soupe de jus de citron, jusqu'à l'obtention d'une pâte. Appliquez-la sur les parties rouillées avec un chiffon sec et frottez.

Osier.

Pour préserver vos meubles en osier naturel(ou en rotin), nettoyez-les avec un peu d'eau chaude et de gros sel pour les empêcher de jaunir.

Antipuces.

Deux fois par mois, nettoyez la niche de votre chien avec de l'eau salée. Cette manœuvre empêchera les puces de s'installer.

Antipelliculaire.

Saupoudrez l'équivalent d'une cuillérée à soupe de sel sur vos cheveux secs. Frictionnez-les pour faire pénétrer le sel, massez votre cuir chevelu. Terminez en lavant normalement vos cheveux.

Balai.

Faites tremper votre nouveau balai dans une solution d'eau chaude salée, pour que les poils soient plus résistants.

Vaisselle plus.

Le fromage fondu ou le jaune d'œuf collé sont difficiles à nettoyer. Facilitez-vous la tâche, en saupoudrant du sel sur les assiettes ou les casseroles avant de faire la vaisselle. Vous les laverez ainsi sans frotter.

Cheminée.

Jetez de temps en temps une poignée de sel dans le feu, pour réduire la production de suie.

Barrage.

Saupoudrez du sel sur les pas de porte ou les passages de fourmis… ces besogneuses petites bestioles feront demi-tour.

Pâtisserie.

Après avoir étalé de la pâte, votre plan de travail reste collant et couvert de farine. Au moment de le nettoyer, saupoudrez de sel toute la surface, avant de passer un coup d'éponge. Les grumeaux et les mottes partiront à l'eau, sans frotter.

SHAMPOING:

Du mot hindi « châmpo », qui signifie masser.

Bon départ.

Facilitez le démarrage de vos semis, en les arrosant d'une solution composée:

- d'une cuillère à café de shampoing pour bébé,

- d'un litre d'eau claire.

La terre restera molle et humide, afin que les semis puissent la traverser plus facilement.

Pulls feutrés.

Votre pull en laine préféré a rétréci au lavage… Essayez de le faire tremper dans de l'eau tiède additionnée de shampoing. Ce mélange assouplit les fibres et permet au pull de retrouver sa forme. Ensuite, faites-le sécher à plat sur un étendoir ou sur une serviette de toilette propre et sèche.

Auréoles.

Frottez du shampoing sur les auréoles de vos cols de chemise… et regardez les taches disparaître.

«Démaquillant.

Vous pouvez utiliser du shampoing pour bébé, pour vous démaquiller les yeux. Choisissez un modèle très doux.

SUCRE:

Douceurs et vertus d'un produit de plus en plus « raffiné »!

Bouquet.

Pour préserver la beauté de vos fleurs coupées, il faut à la fois les nourrir et les garder fraîches. Pour chaque litre d'eau, ajoutez 2 cuillères à soupe de sucre (pour les nourrir) et 2 cuillères à soupe de vinaigre blanc (pour la fraîcheur).

Dessert.

Conservez votre gâteau dans une boîte hermétique avec quelques morceaux de sucre. Il restera moelleux et frais à souhait.

Tue-mouches maison.

L'été arrive, les mouches envahissent votre patio et vous ne supportez pas l'odeur des produits chimiques pesticides.

Mélangez dans une casserole:

- ½ litre de lait,

- 100 grammes de sucre non raffiné,

- 50 grammes de poivre moulu.

Faites frémir ce mélange pendant 10 minutes environ.

Versez-le dans des plats peu profonds que vous disposerez autour de la maison, ou dans votre patio. Les mouches se précipiteront vers la douceur et se noieront dans le liquide.

Mains propres.

Pour nettoyer la terre incrustée sur vos mains, savonnez-les en ajoutant une cuillère à café de sucre.

TALC:

Silicate de magnésium, onctueux et tendre, qu'on rencontre dans les schistes cristallins. Découvrez les usages de ce produit fin et délicat.

Dégraissant.

En faisant rôtir le poulet du dimanche, vous avez éclaboussé de la graisse sur vos vêtements… Saupoudrez un peu de talc sur une houppe à poudre et appliquez-la sur la tache. Brossez et frottez l'excédent de poudre lorsque la tache a disparu. Pour les taches rebelles, répétez l'opération.

Shampoing sec.

Le talc pour bébé est un excellent shampoing sec, pour vous comme votre animal préféré. Frictionnez, puis brossez. Il absorbera l'excès de sébum et laissera une odeur agréable dans vos cheveux.

Sable mouillé.

Vous revenez de la plage et votre corps est encore enduit de sable mouillé. Pour éviter d'en mettre partout dans la maison, saupoudrez votre peau enduite de sable humide avec du talc. La poudre absorbera l'excès d'humidité et le sable partira facilement avec un coup de brosse.

Bulbes.

Avant de planter vos bulbes, saupoudrez-les avec du talc médicinal pour éviter que les nuisibles viennent les dévorer.

Rayures.

Vos lunettes sont légèrement rayées, pas de panique! Confectionnez une pâte à base de talc et d'eau. Frottez-la doucement sur les verres, puis essuyez. Regardez à présent le monde sous un jour nouveau.

Baignoire propre.

Saupoudrez un peu de talc dans l'eau du bain, histoire de faire du bien à votre peau… et à votre baignoire qui restera plus propre.

Nuit calme.

L'été tient toutes ses promesses et vous avez du mal à dormir à cause de la chaleur. Saupoudrez un peu de talc de toilette entre les draps pour une agréable sensation de fraîcheur lorsque vous vous mettrez au lit!

THE/ SACHETS DE THE:

D'après certaines légendes, le thé aurait été découvert par un empereur chinois du nom de Shen Nong, le guérisseur divin. Un jour, quelques feuilles de thé tombèrent dans sa boisson; il y goûta et trouva cette boisson tonifiante. Découvrez les vertus pratiques de la boisson la plus consommée dans le monde.

Relaxation.

Regarder la télévision ou un écran d'ordinateur fatigue les yeux. Offrez-vous une détente oculaire en posant un sachet de thé (chaud ou froid) sur chacun de vos yeux. Relaxez-vous pendant au moins 15 minutes, profitez-en aussi pour faire le vide dans votre esprit.

Plantes vertes.

Pour avoir des fougères luxuriantes et épanouies, arrosez-les de temps en temps avec du thé (à la place de l'eau) ou mélangez des feuilles de thé humides dans la terre.

Coup de soleil.

En revenant de la plage, vous avez pris un coup de soleil sur les épaules. Calmez cette sensation de cuisson avec des sachets de thé mouillés, tamponnez-les sur la zone sensible ou fixez-les avec de la gaze. Vous pouvez également ajouter du thé à l'eau de votre bain.

Gencives.

Votre enfant vient de se faire arracher (ou tomber) une dent... pour stopper les saignements, trempez un sachet de thé dans l'eau froide et pressez-le à l'endroit où était placée la dent.

Entretien.

Préparez du thé fortement infusé, laissez-le refroidir, puis utilisez-le pour nettoyer vos miroirs. Essuyez-les avec un chiffon doux pour un brillant sans trace.

Lotion capillaire.

Préparez une teinture naturelle pour masquer les cheveux blancs sur une chevelure brune:

- laissez infuser 3 sachets de thé dans une tasse d'eau bouillante,

- ajoutez une cuillère à soupe de romarin (frais ou séché),

- une cuillère à soupe de sauge (fraîche ou séchée),

- faites infuser le mélange au moins 3 heures (une nuit serait l'idéal), et passez-le (filtrez).

Shampooinez vos cheveux, en les imprégnant totalement. Versez ou vaporisez le mélange préparé sur vos cheveux, en les imprégnant totalement. Vous pouvez porter pour la circonstance, de vieux vêtements car la mixture peut tacher. Epongez avec une serviette et séchez vos cheveux. Ne rincez pas. Attendez-vous à répéter l'opération plusieurs fois, avant que les cheveux blancs noircissent.

Après-rasage.

Un sachet de thé humide est un bon moyen de calmer le feu du rasoir et cicatriser les coupures et les écorchures.

Théine fertile.

Placez quelques sachets de thé usagés au fond d'une jardinière (ou d'un bac), au-dessus de la couche de drainage (gravier, polystyrène). Ajoutez de la terre et plantez vos plantes normalement. Les sachets de thé retiendront l'humidité et libèreront progressivement des nutriments dans la terre.

VASELINE:

Graisse minérale, translucide, extraite du résidu de la distillation des pétroles (utilisée en pharmacie et parfumerie).

Batterie au top.

En cas de dépôt de rouille sur les bornes de la batterie, votre véhicule ne démarrera pas. Mieux vaut prévenir... que guérir. Enduisez vos bornes de batterie propres avec de la vaseline, avant que la rouille ne s'installe.

Coulissant.

Pour que votre rideau de douche coulisse plus facilement, déposez un peu de vaseline sur la tringle.

Bague.

Une bague trop serrée peut comprimer douloureusement le doigt, et devenir gênante et difficile à enlever. Appliquez de la vaseline autour de votre doigt pour aider la bague à glisser plus facilement.

Démaquillant.

Pour retirer le mascara, « l'eyeliner », le rouge à lèvres ou tout autre produit de maquillage, pensez à la vaseline!

Dévissage éclair.

Les intempéries, la saleté, le pollen et la poussière peuvent souder vos ampoules d'extérieur dans leur douille. Appliquez donc une fine couche de vaseline sur le culot de l'ampoule avant de la visser dans la douille. Le moment venu, vous dévisserez l'ampoule plus facilement.

Protection.

Vous vous occupez de l'isolation de votre toiture et manipulez de la laine de verre, matériau abrasif. Enduisez toutes les parties du corps susceptibles d'être exposées, avec de la vaseline. Cette couche protectrice empêchera les éclats de fibre de verre de pénétrer dans votre peau.

Brillantine.

La vaseline peut redonner un brillant instantané (sans effort) à vos chaussures en cuir verni.

Capuchon vole.

Appliquez de la vaseline à l'intérieur du capuchon de votre tube de colle, pour qu'il ne reste plus jamais « englué ».

Masque hydratant.

Après avoir nettoyé votre visage, frottez doucement une petite noisette de vaseline sur votre peau mouillée. Continuez à masser et à ajouter de l'eau jusqu'à ce que votre peau arrête de coller.

VINAIGRE:

Né de l'association des deux mots « vin » et « aigre », le vinaigre est élaboré avec de l'alcool éthylique. C'est une bactérie qui se nourrit de cet alcool qui le transforme en vinaigre. Voici quelques astuces bien assaisonnées!

Bactéries.

Les planches à découper peuvent retenir les bactéries, surtout lorsque vous découpez plusieurs catégories de viande. Désinfectez-les en vaporisant un peu de vinaigre, suivi d'eau oxygénée. Ce « tandem » permet d'éliminer les bactéries de la viande ou des fruits et légumes.

Azalées.

Ce type de fleur pousse mieux dans les sols acides. Pour que vos azalées soient plus belles, ajoutez de temps en temps un peu de vinaigre dans l'eau lorsque vous les arrosez. Dosage: 2 cuillère à soupe de vinaigre/ litre d'eau.

Métaux.

Pour nettoyer le laiton, le cuivre, le bronze ou l'étain, diluez une cuillère à café de sel dans un verre de vinaigre blanc. Ajoutez de la farine jusqu'à l'obtention d'une pâte, puis appliquez-la sur l'objet et laissez agir 15 minutes. Rincez à l'eau tiède et essuyez avec un chiffon propre et sec.

Cheveux brillants.

Mélangez une demi-tasse de vinaigre de cidre dans deux verres d'eau tiède, et versez le tout sur vos cheveux mouillés et propres. Profitez de cette petite odeur fruitée et gagnez en brillance!

Détartrage.

Pour éliminer la pellicule de calcaire dans votre lave-vaisselle, versez un verre de vinaigre dans le fond avant de le faire fonctionner. Remplissez-le avec des verres pour les nettoyer en même temps. Même opération pour une cafetière électrique. Remplissez-la avec une moitié d'eau et une moitié de vinaigre distillé, puis mettez-la en marche. Rincez votre cafetière en faisant passer un autre réservoir d'eau claire;

Œufs coque.

Pour empêcher que les œufs éclatent à la cuisson, ajoutez quelques cuillérées à soupe de vinaigre dans l'eau, avant de les faire bouillir. Une fois durs, vous pourrez briser la coquille plus facilement.

Pied d'athlète.

Les démangeaisons provoquées par un « pied d'athlète » sont pénibles à supporter. Un bain de pied dans du vinaigre de cidre pur peut également avoir une action calmante.

Odeur et fumée.

Pour faire disparaître une odeur de tabac froid ou de fumée dans une pièce, versez du vinaigre dans un plat ou dans un déshumidificateur.

Hygiène.

Ajoutez un peu de vinaigre de cidre dans l'écuelle d'eau de votre chien. Outre le fait de chasser son odeur canine, son poil sera plus brillant.

Peaux grasses.

Remplissez un vaporisateur avec du vinaigre de cidre. Vaporisez sur un visage bien nettoyé, et laissez sécher à l'air.

Economie.

Ajoutez quelques cuillérées de vinaigre dans l'eau de vaisselle, pour économiser du liquide vaisselle.

YAOURT:

Lait fermenté préparé à l'aide de ferments lactiques acidifiants. Le dessert "passe partout".

Ivoire.

Mélangez une cuillérée à soupe de jus de citron dans ¼ de verre de yaourt nature. Frottez la mixture sur l'ivoire et laissez agir quelques minutes. Rincez et constatez le nouvel éclat de vos objets.

Coup de soleil.

Le yaourt froid et crémeux peut apaiser la douleur des coups de soleil. Etalez-le sur la peau, laissez agir environ 20 à 30 minutes, et rincez à l'eau tiède.

Fromage blanc.

Fabriquez vous-même un fromage blanc allégé: - videz le petit-lait du yaourt, - versez 250 grammes de yaourt nature demi-écrémé ou écrémé, dans une passoire tapissée de mousseline ou de 3 filtres à café. N'essayez pas d'utiliser des yaourts aux fruits car les morceaux ont tendance à boucher la passoire. - Placez la passoire au-dessus d'un bol, pour recueillir le liquide qui s'égoutte. - Couvrez et réfrigérez pendant 24 heures. Le liquide s'égouttera dans le bol, jusqu'à ce qu'il ne reste plus qu'un fromage blanc à accommoder selon votre goût. Vous pourrez donc l'assaisonner avec des herbes, l'étaler sur du pain, ou l'utiliser comme une sauce pour les biscuits apéritifs et les crudités.

2ème PARTIE: De la chasse à la prise…

Goût d'un territoire & Recettes de chasseur.

Digne héritier des « chasseurs-cueilleurs », l'homme a toujours trouvé dans la nature cette chair qui lui permet de se nourrir. Au fil des siècles, l'acte de « manger » passe de la survie au plaisir.

L'homme apprend à utiliser de nouvelles armes, à capturer et à tendre des pièges, à observer son environnement. Pas à pas, il suit les traces des animaux pour mieux les pister, il développe son acuité visuelle et reste à l'affût du moindre bruit qu'il entend dans la forêt.

L'homme a aussi son côté «fauve », il lutte pour défendre son territoire et doit assurer la survie de sa tribu. Chasseur dans l'âme, il obéit aux lois de la nature pour sauvegarder son espèce et ramener de la nourriture au clan.

Du bloc de pierre affûté au coutelas aiguisé, du boomerang à la fronde, de l' l'arc à l'arbalète, l'homme a mis son esprit technique au service de la visée. De la lance symbole des chevaliers du Moyen Age, à l'Arquebuse du XVème siècle où la mise à feu se faisait à l'aide d'une mèche ; le progrès fait avancer la technique mais fait reculer le gibier. De la canardière au calibre, les explosions marquent le pas sur un territoire de plus en plus maîtrisé par l'homme ; qui, non seulement chasse, mais diversifie ses proies.

Plus tard, le chien devient un allié précieux pour les battues ou autres chasses à courre, c'est le précieux « renfort » doué d'un odorat sans faille qui se substitue à son maître. La chasse, c'est poursuite d'un animal qu'on devine, qu'on pense caché derrière un buisson, une bête imaginaire qui va peut-être garnir le plat dominical.

« Pour chasser, il faut avoir de la patience » disait mon grand-père, après avoir arpenté les collines de Provence et des Alpes pendant un demi-siècle.

Face à face ou tête à tête, le chasseur doit parfois affronter la solitude des matins de brouillard et peut se retrouver en face d'un énorme sanglier enragé par la peur d'être tué.

Souvent, le chasseur rentre à la maison « bredouille », signe incontestable que la ruse de a bête traquée a été supérieure à la sienne. La déception reste de courte durée, car l'homme sait qu'il y retournera et que la prochaine fois… la musette sera pleine.

Mais quelle est la chose la plus importante dans la chasse ? Est-ce la « prise » ou le plaisir de chasser…de se retrouver entre amis, de se lever de bonne heure le matin pour profiter d'une nature en éveil et d'un air pur qui dégage ses vapeurs d'oxygène au plus profond de nos narines.

Dans les tribus primitives, la notion de partage a aussi une valeur symbolique, les guerriers de la tribu partaient dans la forêt pour ramener du gibier dans leur village et nourrir leur familles.

Les seigneurs du Moyen Age faisaient ripaille, suite à une victoire dans une bataille ou après une longue battue. Ce soir-là, c'était bombance !

De nos jours, les discussions entre chasseurs garnissent toujours ces repas conviviaux où l'esprit de groupe fait bon ménage avec la dégustation des plats.

C'est vrai qu'on partage aussi bien les bons souvenirs que les bévues, le canon de rouge croise le civet de lièvre et les sensations se mélangent allègrement avec les épices d'un gibier lardé ou farci.

Pour l'homme des villes ou l'homme des champs, la direction de l'assiette n'est peut-être pas orientée de la même manièr. Le premier (même si la notion de chasse reste encore occultée), dégustera son plat favori au restaurant, agrémenté d'un cru local à l'occasion d'une sortie. Le second (il s'agit plutôt d'une entrée en matière), pris par le plaisir de déguster sa prise, il optera pour la maison ou une bonne tablée familiale.

Le plus important n'est-il pas de se régaler, de redécouvrir la chair fraîche d'un met à la chair suave, qui fera de ce moment particulier… un hommage tout particulier à un mot vieux comme un château fort : festoyer !

LA BECASSE:

Bécasse à la fine champagne:

Cuire la bécasse à la casserole et la découper en 6 morceaux dans une terrine ronde, avec la tête dessus.

Couvrir et tenir au chaud.

Déglacer la casserole avec de la fine Champagne flambée.

Ajouter les intestins hachés et **délayer***avec:

- le jus de la carcasse pressée,

- une cuillérée de fumet de gibier,

- un zeste de citron,

- une pointe de poivre de Cayenne.

Verser ce coulis sur les morceaux de bécasse, chauffer sans laisser bouillir.

Servir ce plat très chaud.

*Délayer: mélanger un corps solide avec un liquide.

LES CAILLES:

Cailles Lucullus:

Partager en deux, de grosses truffes cuites au madère ou au Champagne. Affranchir légèrement le dessous et creuser l'intérieur avec une cuillère à pommes. Désosser les cailles, les farcir d'une farce gratin de gibier additionnée de:

- la pulpe des truffes,

- jaunes d'œufs,

- un peu de **fine*** de Champagne flambée.

Les former en boule, puis les envelopper dans de petits carrés de mousseline que l'on ficellera assez serrés (pour obtenir une forme ronde).

Les pocher pendant 20 minutes dans un excellent fonds de gibier.

Après la cuisson, resserrer les mousselines et laisser refroidir pendant 10 minutes. Retirer les mousselines et placer une caille dans chaque truffe creusée.

Les placer dans un plat, napper de sauce demi glace au **fumet*** de caille. **Glacer*** et servir chaud.

*Fine: eau-de-vie naturelle de grande qualité, provenant exclusivement d'une région déterminée.

*Fumet: bouillon servant de base à des sauces ou employé comme fond de cuisson.

*Glacer: couvrir de jus, gelée ou sauce, une pièce cuite de façon à rendre sa surface brillante et lisse.

Caille sous la cendre:

Supprimer les os du ventre d'une belle caille, sans trop l'ouvrir.

La garnir de farce fine de gibier truffée et l'envelopper dans une feuille de vigne beurrée avec:

- une **barde*** de lard,

- et deux feuilles de papier blanc beurrées et superposées.

La placer sur l'âtre d'une cheminée ou d'une grillade, et la recouvrir de cendres très chaudes.

Laisser cuire pendant 30 minutes environ, en renouvelant les cendres chaudes de temps en temps.

Pour servir, retirer la première feuille de papier qui se trouve **maculée***, et laisser les autres enveloppes.

*Barde: tranche de lard servant à envelopper une volaille.

*Maculée: couverte de taches.

LA BALLOTTINE* DE FAISAN:

Ingrédients:

- un beau faisan,

- un petit foie gras de canard,

- 200 grammes de truffes fraîches crues,

- 150 grammes de langue écarlate,

- 36 cl de Madère,

- 6 cl de fine Champagne,

- un consommé gélatineux corsé,

- de la fine farce de porc,

- une barde de lard très fine.

Désosser le faisan sans abîmer la peau, tout en conservant intact :

- l'extrémité des ailes (avec leurs plumes),

- la tête et le croupion.

Préparation:

Hacher grossièrement au couteau toutes les chairs, y compris le cœur et le foie. Mélanger avec le 1/3 de fine farce de porc, la langue et les truffes coupées en dés.

Ajouter sel, poivre, la fine Champagne, un peu de Madère, du thym, et deux pincées de quatre épices.

Mettre en terrine, couvrir d'un linge et laisser reposer pendant 48 heures au frais.

Tamiser le foie de canard, aromatiser au Madère, assaisonner de sel, poivre et sucre; puis faire un rouleau dans une barde très fine, de la longueur de la peau du faisan.

Mettre à plat la peau du faisan, y poser les chairs avec le rouleau de foie au milieu, coudre la peau en refermant l'oiseau. Envelopper en en serrant dans une serviette et ficeler. Laisser reposer 24 heures au frais.

Plonger la ballottine dans le consommé bouillant, aromatisé avec le restant de Madère, et dans lequel on aura mis les os du faisan.

Laisser frissonner à couvert 1H15 environ.

Retirer la ballottine et poser dessus une planchette avec un poids de 1Kg à chaque extrémité. Laisser refroidir. Mettre ensuite au réfrigérateur.

Pendant ce temps, dégraisser, passer la cuisson, et la clarifier au blanc d'œufs.

Débarrasser le faisan de la serviette et dresser sur un plat. Lisser les plumes et faire tenir la tête avec un fil de fer enfoncé dans le cou.

Lustrer et décorer avec la gelée.

*Ballottine: petite galantine roulée, composée de volaille et de farce.

LES GRIVES:

C'est en automne, au seuil de l'hiver, quand elles sont grasses à point d'une nourriture riche et variée, que les grives sont vraiment dignes d'intérêt. Leur chair ne doit pas être mortifiée exagérément, seule une courte attente dans la plume suffit à développer le fumet et à donner la saveur recherchée par les gourmets.

Cassolette de grive vendangeuse:

La grive est préparée de la manière suivante: enlevez la noisette et le tube digestif, selon la méthode « pattes croisées », tête enfouie dans la **fourchette***, oiseau habillé d'une feuille de vigne et d'une mince bande de lard coupée à mesure. C'est dans une **cassolette*** en terre contenant un beurre mousseux, que l'oiseau légèrement assaisonné est placé sur le côté gauche avec les quelques baies de genièvre écrasées. La cassolette couverte, la cuisson doit s'opérer sans précipitation, mais sans arrêt. Le lard vite fondu, la chaleur attaque la feuille de vigne qui forme cuirasse, empêche la graisse des filets de s'évader et pénètre alors lentement à l'intérieur des chairs. La grive, après 4 minutes est retournée sur le côté droit et subi le même traitement. La vapeur composée de sucs de la chair se dégage, se fixe au couvercle et retombe en minuscules gouttelettes, arrosant l'oiseau au passage avant de se cristalliser au fond de la cassolette. Ces deux principes établis permettent à l'ouïe et à l'odorat de constater l'à-point de cuisson. Liberté est laissée à chacun d'ajouter un croûton tartiné d'un peu de farce à gratin enrichi de l'intérieur, et de déglacer la cassolette au moment de servir avec un filet de Cognac et de vin blanc.

*Cassolette: petit récipient pouvant aller au four et dans lequel, on sert un met pour une personne.

*Fourchette: os en forme d'Y chez les oiseaux, qui résulte de la soudure des deux clavicules.

PATE DE GRIVES:

Ingrédients pour une préparation de 1,5 Kilos:

- 10 grives flambées,

- 550 grammes de collier de porc,

- 350 grammes de veau maigre,

- 400 grammes de lard maigre,

- 150 grammes de foies de volailles.

Préparation:

Couper bec et pattes des grives.

Les faire macérer (arrosées) de genièvre, alcool, sel, poivre. Laisser quelques heures, puis lever les poitrines et mettre de côté.

Passer plusieurs fois à la plaque fine et en dernier lieu au tamis, les carcasses de grives (cuisses, tête, viscères).

Hacher également à la plaque fine le porc, le veau, les foies de volailles.

Incorporez le tout avec la purée de grives. Ajouter un décilitre de Porto, un verre de Cognac, un œuf entier, sel, poivre et une râpure de muscade.

Barder* le moule à pâté, ensuite, placer par moitié une couche de farce. Disposer alors les poitrines de grives en cordon central, légèrement chevalées.

Recouvrir de farce et fermer avec la barde de lard. Cuire à four moyen 1H30 environ.

Barder: envelopper un morceau de viande ou une volaille d'une barde (couche de lard).

LE CIVET DE LIEVRE:

LE CHOIX DU LIÈVRE:

Pour le civet ou tout autre apprêt, le lièvre de montagne est préférable au lièvre de plaine; le premier se nourrissant surtout de plantes aromatiques, a une bonne chair et un excellent goût.

- *Grosseur et poids:*

Le lièvre de plaine, dont le type le plus commun est plus gros que le montagnard, pèse jusqu'à 4 et même 5 kilos; tandis que le lièvre de montagne dépasse rarement 7 livres et demi (3,750 kilos). Le bon lièvre montagnard est de forme allongée, le lièvre de plaine, au contraire, a des formes plus lourdes.

- *L'âge du lièvre:*

Pour éviter l'achat d'un vieux lièvre, examinez spécialement la mâchoire. Si la bête est vieille, les dents sont très longues et en vieillissant, le poil des alentours du museau blanchit d'une façon très notable. Récemment tué, il vous faudra encore exiger un animal en bon état de conservation, en parfaite fraîcheur. Si la mort n'est pas récente, le lièvre sera peut-être défectueux. La fraîcheur de la bête se reconnaît selon certaines caractéristiques:

1° à son nez, qui doit être encore saignant,

2° à ses yeux qui doivent être brillants, et en forte saillie hors de l'orbite

3° à la trace du coup de fusil. Si le nez est sec, si les yeux sont ternes et enfoncés, si la blessure au lieu d'être rouge, est noire; alors le lièvre qu'on vous présente a été abattu depuis plusieurs jours. Refusez-le.

- *L'endroit de la blessure:*

Choisissez de préférence un lièvre tué soit à la tête, soit dans la région de l'épaule. Pour le civet, il n'y a pas grand inconvénient si le lièvre a une cuisse cassée, mais pour le rôti, c'est un obstacle pour mettre l'animal en forme. Dans tous les cas, quel que soit l'apprêt auquel vous destinez le lièvre, ne le prenez jamais avec une blessure au ventre. Vous pourrez avoir la certitude que les intestins, déchirés par le plomb du chasseur, ont précipité la décomposition et continuent encore à l'activer. Tué au ventre, un lièvre se gâte rapidement: en vingt-quatre heures l'été, en quarante-huit heures l'hiver.

Premières préparations:

Nous revenons à présent, au lièvre qui se trouve dans les conditions de bon achat, jeune frais et bien tué. Comme il a été gardé dans sa peau, il s'agit donc de l'en dépouiller, le jour même du civet.

a)   Pour dépouiller le lièvre:

1° coupez les quatre pattes de l'animal au-dessus de la première jointure.

2° Etendez-le sur le dos, et la queue tournée de votre côté; faites une incision à la jointure de chaque cuisse et sortez la cuisse par cette fente. Faites une autre incision au bas ventre, en travers, pour dégager la queue et retrousser la peau sur les reins.

3° Retournez le lièvre dans le sens inverse, c'est à dire toujours sur le dos, mais la tête de votre côté maintenant.

4° Prenez avec la main gauche, le train arrière, et, avec la droite tirez à vous la peau jusqu'à ce que les pattes de devant arrêtent votre mouvement.

5° Retirez les pattes, et d'un coup vous arrivez aux oreilles, que vous tranchez net jusqu'à l'os.

6° Enfin, vous tirez jusqu'au bord du museau, et vous coupez. Voilà votre lièvre dépouillé.

b)   Pour vider le lièvre:

1° Fendez avec soin la peau du ventre bien dans le milieu.

2° Enlevez et jetez les boyaux contenant les excréments.

3° Enlevez ensuite les gros paquets d'intestins que vous jetez, tout en mettant de côté les rognons (dans un bol).

4° Coupez avec grande précaution le boyau qui tient au foie.

5° Donnez un bon coup d'éponge sur votre planche.

6° Replacez le lièvre dessus, toujours sur le dos, ensuite, essuyer vos mains.

Si vous avez bien su opérer, pas un poil ne doit salir la chair de votre lièvre.

Autres petites préparations:

Enlevez le cœur et les poumons (autrement dit le mou) et recueillez précieusement le sang dans un bol. Ajoutez-y un petit verre de Cognac, afin de le conserver liquide.

Détachez délicatement le foie, auquel vous arrachez avec infiniment de soin le fiel, et mettez ce foie dans le bol avec le sang.

Après quoi, il faut enlever la seconde peau (dite pellicule) qui recouvre les filets et les cuisses de l'animal, et à cet effet, on le passe un moment sur un fourneau dont le feu doit être ardent.

Observation:

Si votre tablée ne dépasse pas les trois ou quatre personnes, on tirera le meilleur parti du lièvre en mettant en rôti le train de derrière (râble), et on réservera le reste pour le civet.

Pour une famille nombreuse, le lièvre entier sera mis en civet (il est peu important d'en avoir trop, car ce mets se réchauffe avec avantage).

Pour couper le lièvre:

Enlevez les quatre membres, et séparez-les en deux.

Séparez le cou de la tête, et coupez celle-ci en deux sur la longueur, coupez les côtes en quatre morceaux et le râble en morceaux égaux.

Remarque particulière:

Evitez de faire mariner le lièvre avant de préparer le civet, le goût spécial et exquis de ce gibier, risque d'être altéré par la marinade dans laquelle certaines personnes le plongent.

L'OPERATION DU CIVET

Le lièvre ayant été coupé en morceaux, mettez dans une casserole à peu près 125 grammes de lard coupé en petits carrés, un morceau de beurre et les morceaux du lièvre.

Faites partir à bon feu, et quand le tout commence à prendre couleur, saupoudrez de farine, puis quand tout est roux, mouillez avec une bouteille de vieux Bordeaux rouge. Ajoutez du bouillon de pot-au-feu, de façon à ce que les morceaux de lièvre baignent bien dans leur sauce.

Mettez alors un fort bouquet garni, 2 ou 3 gousses d'ail, un oignon piqué d'un clou de girofle et faites toujours « aller bon feu. »

Mais au bout de dix minutes, retirez la casserole sur le coin du fourneau et laissez mijoter ainsi pendant **une heure environ.**

20 minutes avant la fin de la cuisson, mettez dans une autre casserole, une vingtaine de petits oignons, de même grosseur et un bon morceau de beurre.

Couvrez un moment pour qu'ils cuisent, puis faites leur prendre couleur, et saupoudrez d'une cuillerée à café de sucre en poudre.

10 à 15 minutes avant de servir, ajoutez-les à la sauce du lièvre, ainsi que quelques champignons.

Ecrasez ou pilez le foie, délayez-le avec le sang, et **au moment de servir**, versez le tout dans le civet.

Enfin, poivrez fortement, ajoutez un bon morceau de beurre bien frais, et servez.

Le civet proprement dit, c'est à dire le seul et vrai civet… c'est le civet de lièvre!

COTELETTES DE MARCASSIN:

Sauter les côtelettes d'un seul côté et les refroidir sous presse. Les garnir du côté revenu, avec une farce fine composée de:

- chair grasse de marcassin ($^3/_4$),

- mousserons raidis au beurre ($^1/_4$),

- 2 baies de genièvre pulvérisées et assaisonnement ordinaire des farces.

Envelopper de crépine les côtelettes farcies, les ranger sur un plat et les arroser de beurre fondu.

Saupoudrer de panure et faire cuire au four.

Servir à part, une sauce **venaison*** et une marmelade de pommes non sucrées.

*Venaison: chair comestible de gros gibier.

LE PERDREAU:

Brider* le perdreau en entier, le poêler aux 3/4 et le mettre dans une terrine avec:

- 6 petits oignons glacés,

- 6 petites têtes de champignons cuits.

Déglacer avec un verre de vin rouge assez corsé, réduire de 2/3 et ajouter une cuillérée de sauce demi-glace de gibier.

Passer, dégraisser, verser sur le perdreau et compléter la cuisson.

*Brider: ficeler l'oiseau pour le faire cuire.

PLUVIERS ROTIS A LA BROCHE:

Parmi les **pluviers***, le meilleur pour la table reste le pluvier doré, qui devient très gras lors de son passage chez nous.

La chair du pluvier s'avère fort délicate, digestible, et cet excellent gibier se consomme aussi bien comme rôti que comme entrée.

Préparation:

Une fois les pluviers plumés, flambés et vidés, hachez grossièrement du céleri cru (le blanc uniquement) et mêlez des olives vertes, dénoyautées et un peu hachées. Humecter de vin de Xérès (ou de vin blanc sec) ce mélange et mettre ce hachis à l'intérieur des oiseaux; puis recoudre les ouvertures.

Couvrir chaque pluvier d'une bande de lard, et l'envelopper d'un papier beurré. Placer les oiseaux à la broche pour 20 minutes de rôtissage.

Dans la **lèchefrite***, placez des tartines de pain posées sur une grille, afin qu'elles reçoivent le jus sans y baigner. Servir les pluviers sur ces tartines. Ajoutez un peu de vin de Xérès (ou blanc sec) au restant du jus, et mettez cette sauce simple et succulente dans une saucière chaude, afin d'accompagner le gibier rôti.

*Pluvier: oiseau échassier qui niche dans les toundras et les zones marécageuses.

*Lèchefrite: ustensile placé sous la broche ou le grill, pour recevoir le jus et la graisse d'une pièce de viande mise à rôtir.

LE SANGLIER:

Côte de sanglier tradition:

Dégraisser et **parer*** un carré de sanglier ou marcassin.

Couper les côtes et laisser mariner pendant 24 heures dans un mélange composé de:

- 2/3 de bon vin et 1/3 de vinaigre de vin,

- Carottes et oignons en **mirepoix***,

- Thym, laurier, persil (queues ou racines),

- une gousse d'ail,

- quelques rondelles de citron,

- une branche de cèleri,

- sel et poivre en grain concassé.

Egoutter les côtes et cuire une heure avant le fonds de marinade.

Laisser réduire et passer au **chinois*** fin.

Dorer les côtes au sautoir, retourner les pour une coloration régulière, cuire lentement.

A ¾ de cuisson, flamber avec du Cognac ou de l'Armagnac, mouiller avec le fonds de marinade réduit.

Laisser mijoter pour terminer la cuisson, ajouter quelques cuillérées de crème fraîche double.

Rectifier la sauce en consistance et assaisonnement.

Dresser et napper les côtes. Entourer le plat de barquettes (en pâte brisée sèche) à raison de 2 par personne; l'une remplie de compote de pommes fruits (tiède) et l'autre avec des **airelles*** sauvages au naturel (froide).

Ce plat peut être également accompagné de croquettes de pommes de terre.

*Parer: enlever les nerfs, la graisse… d'une viande pour la rendre meilleure à consommer.

*Mirepoix: préparation que l'on ajoute à certains plats ou certaines sauces pour en relever la saveur.

*Chinois: petite passoire fine à fond pointu.

*Airelles: fruits d'un arbrisseau, baies de couleur rouge ou noire (rafraîchissantes).

3ème PARTIE: Le vocabulaire animal dans le langage de l'homme

Des signes à la parole

Depuis quand parlons-nous ?

Le langage dit « articulé » semble avoir été mis en avant dès le Paléolithique supérieur, aux alentours de 40 000 ans avant J.C, à en juger par ces traces indirectes que sont l'avancée de l'outillage et l'organisation sociale, l'existence d'une vie religieuse ou artistique.

Parler pour préparer le passage dans l'au-delà, avec l'ensevelissement volontaire d'un corps humain entouré d'offrandes ou de parures funéraires, témoigne également de croyances sur la mort et la destinée des défunts.

A titre d'exemple, citons la découverte de « l'homme de Menton » datant de 30 000 ans avant J.C, retrouvé dans les grottes de Grimaldi avec sur son crâne, une trace de résine garnie de coquillages qui le coiffait.

Parler pour organiser la vie en groupe et répartir les tâches de chacun.

Vers 12 000 avant J.C., à Pincevent-Seine et Marne- on date l'existence d'un campement avec des abris pour tailleurs de silex.

Les grottes de Lascaux témoignent de l'art en tant que langage et mode d'expression, avec le dessin d'un bison blessé d'un coup de lance qui renverse un personnage (scène du puits vers 15 000 avant J.C.).

Pour communiquer avec les dieux ou avec ses semblables, l'homme a su utiliser (avant l'écriture), les ressources expressives de son corps ainsi que l'habileté de sa main pour les gravures ou symboles.

Beaucoup de grottes du Paléolithique supérieur (40 000- 10 000 avant J.C.) sont marquées de signes abstraits dont l'usage aurait été codifié.

Au dixième millénaire avant J.C., à Jerf-el-Ahmar en Syrie, des galets ont été incisés pour représenter des images de serpent, arbuste, flèche, eau qui s'écoule, quadrupède, chouette…

L'écriture hiéroglyphique apparaît vers 3000 avant J.C. Dès lors, les règles de ce système varieront peu durant les trente siècles qui vont suivre.

Au XIIIème siècle, les moines qui respectaient la règle du silence, recouraient à un système de signes pour s'exprimer.

Depuis que l'homme a découvert le langage, sa manière de communiquer évolue au fil des siècles.

De la gravure rupestre au graveur, du dessin au graphique, de l'onomatopée au SMS, tout ce qui représente la description de son environnement a été brillamment « immortalisé » sur de multiples supports.

De socialisation en sociabilité, l'humain invente de nouvelles expressions qui sortent directement de son cerveau en permanente évolution.

Les gens de la ville parlent le langage de la ville, ils emploient des mots savants, ont un accent pointu, articulent à grand renfort de rimes ou de prose. Ils font preuve d'une grande culture dite générale bien que leur voix ne monte pas d'un grade.

On dit qu'ils sont cultivés.

Les gens de la campagne parlent un autre langage, ils emploient des mots crus, ont un accent du terroir, articulent tellement fort qu'on croirait qu'ils sont entrain de crier. Ils sont parfois considérés comme incultes même s'ils vivent sur une terre fertile.

Entre les cultivés et les cultivateurs, tout est une question de culture, chacun ayant une version différente du mot; ce qui rend originale la démarche de compréhension mutuelle.

En résumé, quelqu'un d'inculte mais s'occupant de sa culture fait-il le poids face à quelqu'un de cultivé vivant sur un territoire inculte ?

L'un se cultive, tandis que l'autre cultive; l'un va au chant, l'autre va au champ; l'un fait des vers, l'autre met des vers; l'un fait la cour, l'autre nettoie la cour; l'un possède un écran plat, l'autre a les crans sur le plat.

Devant une telle divergence de vocabulaire, c'est normal qu'on ait séparé la ville de la campagne. De toute façon, les gens des villes partent en vacances à la campagne et les gens de la campagne vendent leurs produits à la ville.

Face à un tel chassé-croisé d'expressions d'un côté commerciales et d'un autre cataloguées comme folkloriques, c'est un peu comme si la matière grise rencontrait la matière première!

Toutefois, il faut aussi remarquer la place laissée par le monde animal dans notre manière de communiquer, subtilement remise en route par notre fabuleux poète du XIIème siècle, Jean de la Fontaine… qui sût parfaitement illustrer à sa manière les comportements humains à travers le monde animal.

Une excellente occasion pour nous de « chercher la petite bête » sans toutefois, passer pour « une tête de mule ».

Un bruit court dans la basse-cour…

Le petit lexique du monde campagnard:

ABEILLE:
L'abeille symbolise l'activité ordonnée et féconde.

Zélé comme une abeille: se dit d'une personne active et laborieuse.

Le miel est doux, mais l'abeille pique: il faut parfois souffrir pour profiter d'un plaisir.

AGNEAU:
L'agneau est le symbole de la douceur, de la candeur et de la franchise.

Doux comme un agneau: d'une humeur tendre et pacifique, un tant soit peu naïf.

Innocent comme l'agneau qui vient de naître: une naïveté sans défiance, une innocence pure.

Mieux vaut tondre l'agneau que le pourceau: mieux vaut tromper les riches que les pauvres.

AIGLE:

L'aigle est l'emblème de la force et de la majesté et de la puissance.

Un regard d'aigle: un esprit perspicace et profond.

Bec d'aigle: nez aquilin.

L'aigle n'engendre pas la colombe: on retrouve chez les enfants, certaines qualités des parents.

ALOUETTE:

Proie préférée des certains chasseurs, l'alouette signifie le piège, la tromperie.

Miroir aux alouettes: piège qui fascine par une apparence trompeuse (en analogie avec le dispositif mis en place pour chasser l'oiseau).

L'alouette en main vaut mieux que l'oie qui vole: mieux vaut un petit profit qu'une fortune incertaine.

ANE:

Depuis l'Antiquité, l'âne symbolise la stupidité et l'entêtement.

Un âne bâté: un imbécile (avec l'idée d'une fierté stupide).

Têtu comme un âne: borné, entêté.

De la pisse d'âne: se dit d'une chose sans intérêt, sans valeur.

Demander de la laine à un âne: demander à quelqu'un ce qu'il n'a pas.

Tous les ânes ne portent pas sac: tout le monde n'est pas de la même condition.

Petit aiguillon pique un gros âne: petite cause, grand effet.

Parlez à un âne, il vous fera des pets: parlez à quelqu'un de mauvaise foi, vous n'obtiendrez rien de lui.

BECASSINE:

Désigne une jeune fille niaise, en référence à la bécasse.

Ce nom a été créé par le dessinateur Robert Pinchon en 1905.

Tirer la bécassine: cacher sa force au jeu dans le but de gagner, allusion à la difficulté de chasser cet oiseau à cause de son vol rapide et en zigzag.

BELIER:

Allusion au printemps, moment où le soleil entre dans le signe du Bélier(le 21 mars), jour de l'équinoxe de printemps.

Coup du bélier: choc violent; Allusion à l'ancienne machine de guerre, rappelant l'image du bélier qui fonce tête baissée.

BETE:

Le mot « bête » exprime tantôt la férocité ou la méchanceté, tantôt la stupidité et la naïveté.

Une bête curieuse: quelqu'un ou quelque chose que l'on considère avec étonnement ou méfiance.

Bête noire: personne qui inspire la répulsion.

Chercher la petite bête: se montrer extrêmement méticuleux et soucieux des petits détails.

Bête à concours: étudiant ou élève exagérément studieux, dont l'unique objectif est d'être reçu aux examens.

Reprendre du poil de la bête: se ressaisir après des ennuis, se remettre d'une maladie. Allusion à la croyance populaire selon laquelle, le poil de certains animaux appliqué sur la morsure qu'ils ont fait, pouvait également faciliter la guérison.

Morte la bête, mort le venin: un ennemi mort ne peut plus nuire, le danger disparaît avec la cause qui l'a produit.

BICHE:

Symbolise la femme et plus particulièrement une femme mondaine et élégante.

Yeux de biche: yeux doux et langoureux.

Ventre de biche: couleur d'un blanc tournant sur le roux.

BŒUF:

Animal domestique par excellence, le bœuf symbolise aussi bien la force et l'ardeur au travail que la balourdise et la stupidité.

Etre le bœuf d'une affaire: en supporter les conséquences fâcheuses.

Un vent à décorner les bœufs: un vent très violent.

Avoir un bœuf sur la langue: se taire ou avoir reçu de l'argent pour ne pas parler. A l'époque antique grecque, le « bous » (bœuf) était une pièce de monnaie portant l'effigie d'un bœuf.

« On n'est pas des bœufs! »: on n'est pas des imbéciles, dans le sens où il faut bien nous traiter. Titre d'un recueil d'Alphonse Allais (1896).

Mettre la charrue avant les bœufs: commencer par où l'on devrait finir.

Donner un œuf pour avoir un bœuf: faire un petit présent ou rendre un petit service pour en retirer un grand profit.

Qui vole un œuf vole un bœuf: qui commence par un petit larcin finit par un vol plus important.

Vieux bœuf fait sillon droit: vieillesse est signe d'expérience.

BOUC:

Depuis le Moyen Age, le bouc est l'image même de la lubricité, de la perversion et de la vigueur sexuelle.

Sentir le bouc: sentir très mauvais en parlant d'un lieu ou d'une personne.

Bouc émissaire: personne sur laquelle on fait retomber les fautes, les responsabilités des autres. Dans la religion hébraïque, le prêtre chargeait symboliquement un bouc des péchés d'Israël et... le chassait dans le désert.

Porter le bouc: porter une barbiche, allusion à la barbe du bouc.

BOURDON:

Avoir le bourdon: être triste, mélancolique.

BOURRICOT:

Kif-kif bourricot: c'est la même chose, pareil, identique.

Expression issue de l'arabe « kif » = comme et de « bourricot » = petit âne.

BREBIS:

Symbole d'une personne douce et inoffensive, image de la fidélité.

La brebis du bon Dieu: personne inoffensive qui supporte le mal qu'on lui fait, sans se défendre.

Brebis galeuse: personne dont on juge la fréquentation dangereuse et qu'on évite; comme le berger écarte du troupeau une bête malade.

Faire un repas de brebis: manger beaucoup sans boire.

A brebis tondue, Dieu mesure le vent: thème de la providence, Dieu proportionne à notre niveau les épreuves qu'il nous envoie.

Qui se fait brebis, le loup mange: celui qui est trop doux ou trop complaisant, encourage les méchants et les profiteurs à lui nuire.

Il faut tondre les brebis et non pas les écorcher: il faut savoir être modéré dans son profit, sous peine de le voir tarir.

CABRI:

Sauter comme un cabri: sautiller, faire des bonds comme le cabri (petit de la chèvre).

CAILLE:

Oiseau qui possède une température interne de 41,5 °C.

Chaud comme une caille: se dit d'une personne qui a beaucoup d'ardeur, particulièrement en amour; ou d'un enfant qui est au chaud;

Gras comme une caille: grassouillet, rond (connotation érotique).

Au premier son, on ne prend la caille: il faut de la persévérance pour obtenir le succès.

CAMELEON:

Personne qui change d'opinion et de conduite au gré de ses intérêts (allusion à la faculté de ce reptile à changer de couleur).

CANARD:

Les comparaisons liées avec le canard sont directement liées à ses comportements.

Froid de canard: froid très vif, propice à la chasse... au canard.

Canard boiteux: personne à laquelle on ne peut se fier, personne indésirable, souffre-douleur.

« Ça ne casse pas trois pattes à un canard »: rien d'extraordinaire, rien de remarquable.

Il ne faut pas prendre les enfants du bon Dieu pour des canards sauvages: Il ne faut pas prendre les gens pour des imbéciles.

CANE:

Marcher comme une cane: marcher en se dandinant.

Faire la cane: reculer au lieu d'agir, se dérober devant la difficulté.

CARPE:

Symbole de l'expression du silence.

Muet comme une carpe: garder obstinément le silence (la carpe, hors de l'eau ouvre la bouche à tout moment).

Bâiller comme une carpe: bâiller en ouvrant largement la bouche.

Mariage de la carpe et du lapin: se dit de deus choses ou de deux personnes, mal assorties.

CERF:

Image de l'agilité, de la rapidité mais aussi de la timidité.

Le pied du cerf: ce qu'il y a de mieux dans une affaire.

On connaît le cerf à ses abattures (traces): on juge un homme à ses actions.

Au cerf la bière, au sanglier le barbier: les blessures du cerf sont mortelles, celles du sanglier permettent d'appeler le médecin.

CHAPON:

Coq châtré que l'on engraisse pour la table.

Avoir les mains faites en chapon rôti: avoir les doigts crochus, homme enclin au vol.

Se coucher en chapon: se coucher après un bon repas.

Qui chapon ange, chapon lui vient: l'argent vient à celui qui en a déjà.

CHAT:

Animal légendaire, magique, connu pour avoir… sept vies.

Donner sa langue au chat: s'avouer incapable de donner la solution, renoncer à deviner quelque chose. La langue, devenant ainsi inutile, serait confiée au chat, animal ingénieux et plein de sagesse.

Ecrire comme un chat: d'une manière illisible, avec des lettres mal formées, généralement petites (comme des griffes de chat).

Toilette de chat: toilette rapide et sommaire, à l'image du félin.

Avoir des yeux de chat: y voir clair la nuit.

Appeler un chat un chat: ne pas avoir peur des mots et appeler les choses par leur nom.

Retomber comme un chat sur ses pattes: sortir sans dommage d'une situation très difficile, ou se tirer habilement de toutes les situations.

Allusion à la ruse et l'adresse du chat.

Avoir un chat dans la gorge: être enroué, éprouver au fond de la gorge un embarras soudain.

Il n'y a pas de quoi fouetter un chat: c'est une chose ou une faute sans importance.

Avoir d'autres chats à fouetter: avoir d'autres affaires en tête.

Jouer au chat et à la souris: faire semblant de donner l'avantage à un adversaire, alors qu'on est sûr de le battre.

Il n'y a pas un chat: il n'y a personne, pas âme qui vive.

Chat échaudé craint l'eau froide: une mésaventure rend prudent à l'extrême. De ce fait, on redoute l'apparence même de ce qui nous importune.

La nuit tous les chats sont gris: dans l'obscurité, on confond les personnes et les choses.

Quand le chat n'est pas là, les souris dansent: quand le chef est absent, les subordonnés s'agitent.

A bon chat, bon rat: dans un combat de force égale, la défense ou la réplique vaudra l'attaque.

Amoureuse comme une chatte: se disait d'une femme qui avait un tempérament très amoureux.

Une chatte blanche: une femme très soignée qui a toujours peur de se salir.

CHEVAL:

Travailleur infatigable, obstiné, l'étalon symbolise également la force et l'impétuosité.

Cheval de bataille: sujet favori, manière d'agir à laquelle on revient toujours.

Monter sur ses grands chevaux: s'emporter, parler avec prétention ou prendre une situation de haut (à l'image des chevaliers qui montaient sur de grands chevaux).

Etre à cheval sur les principes: faire preuve d'exigence, de fermeté dans un domaine (règlement, service).

Parier sur le mauvais cheval: se tromper sur quelqu'un en qui on avait placé son espoir (allusion au langage des courses).

Il se tient mieux à table qu'à cheval: il se jette sur les plats, idée du pique-assiette et du goinfre.

A jeune cheval, vieux cavalier: pour diriger des gens sans expérience, il faut un homme expérimenté.

Après bon vin, bon cheval: quand on a un peu bu, on ferait mieux de rentrer à cheval.

Aux chevaux maigres vont les mouches: le sort frappe d'abord les plus démunis.

Il vaut mieux être cheval que charrette: mieux vaut commander qu'obéir.

Celui qui ne s'aventure, n'a ni cheval ni voiture: qui ne risque rien n'a rien.

CHIEN:

Les comparaisons ou métaphores avec le chien illustrent le plus souvent des valeurs dépréciatives.

D'autre part, n'oublions pas la caractéristique de cet animal: la fidélité.

Faire le jeune chien: s'agiter, être étourdi, folâtre.

Arriver comme un chien dans un jeu de quilles: arriver très mal à propos.

S'entendre comme chien et chat: être toujours en querelle;

Avoir du chien: se dit d'une femme qui a un grand pouvoir de séduction.

Merci, mon chien!: manière de rappeler à quelqu'un la formule de politesse « merci ».

Chien perdu sans collier: désigne un orphelin ou un enfant abandonné (allusion au chien errant).

Entre chien et loup: à la tombée du petit matin, moment où on ne saurait distinguer un chien d'un loup.

Deux chiens après un os: se dit de deux (ou plusieurs) personnes qui se disputent le même avantage.

Les chiens aboient, la caravane passe: les cris et les attaques des envieux ou des médisants, n'empêchent pas de poursuivre notre projet.

Chien qui aboie, ne mord pas: ceux qui crient ou menacent, ne sont pas à craindre.

Qui m'aime, aime mon chien: quand on aime quelqu'un, on doit aimer tout ce qui lui appartient.

Pendant que le chien pisse, le lièvre s'en va: la moindre hésitation fait manquer l'occasion.

Il n'est de chasse, que de vieux chiens: rien ne vaut l'expérience des anciens.

Petit chien, belle queue: le mérite ne tient pas à la taille.

CHOUETTE:

Expression de quelque chose agréable ou parfois synonyme de la sorcière, porteuse de vilains attributs.

Une vielle chouette: une vieille femme laide et acariâtre.

Des yeux de chouette: de gros yeux ronds et fixes.

Curieux comme une chouette: très curieux, indiscret.

Faire la chouette: entretenir une correspondance.

Il est leur chouette: il est en proie à leurs railleries. En analogie au fait que la chouette est persécutée par les autre oiseaux lorsqu'elle s'aventure le jour.

COCHON:

Animal qui symbolise la saleté, la goinfrerie, la luxure et l'ignorance.

Nous n'avons pas gardé les cochons ensemble: se dit à quelqu'un pour repousser une familiarité déplacée. Allusion tournée vers l'origine sociale des gens qui gardaient les cochons.

Manger le cochon ensemble: comploter, conspirer avec quelqu'un.

Le cochon qui sommeille: les mauvais instincts de l'homme enfouis dans l'inconscient (la sexualité).

Cochon qui s'en dédit: formule de promesse, avec obligation de tenir un engagement.

Heureux comme un tueur de cochon: en référence au moment où le paysan tuait son cochon; ce qui représentait plusieurs semaines de provisions.

Ne pas savoir si c'est du lard ou du cochon: ne pas savoir à quoi s'en tenir. Allusion à la difficulté de définir deux choses de même nature: le lard (graisse de cochon) et l'animal.

COQ:

Emblème de fierté, le coq représente aussi la domination du mâle sur les femelles.

Le coq du village: l'homme le plus admiré des femmes, le séducteur.

Fier comme un coq: fier, orgueilleux, par analogie avec l'allure hautaine du coq.

Se battre comme un coq: avec énergie et courage.

Au chant du coq: à l'aube, au point du jour.

Vivre comme un coq en pâte: être soigné, dorloté, avoir toutes ses aises.

Passer du coq à l'âne: passer brusquement d'un sujet à l'autre sans transition.

Un coq est bien fort sur son fumier: en territoire familier, on a plus d'assurance.

CORBEAU:

Principalement à cause de sa couleur noire, le corbeau évoque la mort ou le malheur (oiseau de mauvais augure). Il désigne aussi une personne qui se complaît à écrire des lettres anonymes.

Noir comme un corbeau: très noir.

Etre ravitaillé par les corbeaux: vivre isolé, loin du monde et avoir du mal à s'approvisionner.

Ne pas revenir comme le corbeau de l'Arche: ne jamais revenir. Allusion au corbeau légendaire lâché par Noé et qui ne revint jamais, emportant avec lui le message espéré.

CORNEILLE:

Oiseau très proche du corbeau, mais plus petit.

Bayer aux corneilles: expression composée de « bayer » qui signifie « avoir la bouche bée » et « corneille » qui désignait un oiseau insignifiant dans le domaine de la fauconnerie. Regarder en l'air d'un air niais.

Y aller de cul et de tête comme une corneille qui abat des noix: s'employer à quelque chose avec un empressement maladroit, s'agiter.

Image de la corneille, friande de noix, qui s'accroche du bec et des griffes, pour secouer le noyer.

COULEUVRE:

Animal symbolisant la paresse et l'immobilité.

Paresseux comme une couleuvre: allusion à l'image de ce serpent qui paresse au soleil.

Avaler des couleuvres: subir des affronts, des humiliations, sans pouvoir protester. D'un autre côté, croire naïvement à des mensonges.

CRAPAUD:

Animal qui désigne quelque chose de disgracieux.

Sauter comme un crapaud: d'une manière lourde et inesthétique.

Un crapaud sur une boîte d'allumette: une personne à forte corpulence qui « chevauche » un véhicule de taille modeste.

Avaler un crapaud: faire quelque chose de désagréable et qui demande beaucoup de volonté.

La bave du crapaud n'atteint pas la blanche colombe: expression employée pour repousser une insulte ou une attaque calomnieuse.

CYGNE:

Remarquable pour la pureté de son plumage, le cygne symbolise la beauté majestueuse.

Blanc comme un cygne: se dit d'une peau très blanche, de cheveux ou d'une barbe très blancs.

Un cou de cygne: un cou long et élégant.

Le chant du cygne: la dernière œuvre d'un artiste de talent, l'ultime création considérée comme la plus belle. Allusion à la légende antique où le cygne, avant de mourir, avait un chant très mélodieux.

DAIM:

Animal qui représente un jeune homme élégant à la recherche de femmes plutôt mondaines (les biches).

Puer comme un daim: sentir très mauvais.

Un daim huppé: un homme riche et bête.

DINDE- DINDON:

Comme de nombreux volatiles, ces oiseaux désignent l'aspect stupide, imbécile et niais de la personnalité.

Plumer la dinde: dépouiller un imbécile.

Garder les dindons: se retirer à la campagne, en parlant d'une fille qui se marie avec un homme de la terre.

Etre le dindon de la farce: faire les frais d'une plaisanterie ou être dupé dans une affaire.

Danse des dindons: action faite à contrecœur, en donnant l'apparence de la bonne grâce. Autrefois, on plaçait les dindons sur une plaque de tôle (dans les foires). Après avoir bien chauffé la plaque, on arrivait à « faire danser les dindons ».

ECUREUIL:

Animal symbole de l'agilité.

Vif comme un écureuil: désigne une personne très rapide et vive.

Mettre les écureuils à pied: couper les arbres.

EPERVIER:

En parallèle avec le vautour, ce rapace symbolise l'âpreté (gains) et les rapports de force.

Mariage d'épervier (où la femelle vaut mieux que le mâle): Mariage où la femme est supérieure en tous points à son mari. Chez les éperviers (et les oiseaux de proie en général), la femelle est plus grosse que le mâle.

ETOURNEAU:

Oiseau à la réputation de légèreté et qui symbolise l'étourderie.

Vous êtes un bel étourneau pour jaser: expression visant un jeune homme qui se mêlait à une conversation trop « savante » pour lui.

Les étourneaux sont maigres parce qu'ils vont en troupe: il ne résulte rien de bon d'une association.

FAISAN:

En général, désigne un individu malhonnête qui vit d'affaires louches (de « faiseur »: personne qui agit).

Verbe dérivé: « faisandé », corrompu, malsain.

FOUINE:

Animal qui montre une personne indiscrète, curieuse, rusée comme la fouine (qui fourre sonnez partout).

FOURMI:

Symbole de l'activité laborieuse et obstinée, la fourmi désigne une personne économe et prévoyante.

Avoir des fourmis dans les jambes: sentir des picotements, des démangeaisons dus à une mauvaise circulation du sang. Sensation analogue à celle que causeraient des fourmis courant sur cette partie du corps.

Se faire plus petit qu'une fourmi: s'abaisser, s'humilier.

La fourmi n'est pas prêteuse: personne avare, allusion à la fable de « la cigale et la fourmi ».

Celui qui est trop endormi doit prendre garde à la fourmi: mieux vaut être sur ses gardes en toutes circonstances.

FURET:

Animal qui illustre bien le côté « inquisiteur » de certaines personnes qui mettent leur nez partout.

Verbe associé: « fureter », chercher, fouiller, s'introduire partout dans l'espoir d'une découverte.

GARDON:

En référence à l'éclat des écailles du poisson que l'on vient de pêcher, voici la très printanière expression...

Frais comme un gardon: en pleine forme, en bonne santé.

GEAI:

Oiseau symbole du commérage.

Bavard comme un geai: très bavard, comme cet oiseau criard.

Noir comme un geai: bien noir. A noter l'analogie entre « noir comme du jais » (variété de charbon naturel) et le « geai » (passereau au plumage bigarré).

Le geai paré des plumes du paon: désigne quelqu'un qui se fait gloire d'une chose empruntée (fable de la Fontaine).

GRENOUILLE:

Associée à l'élément « eau », elle symbolise le mouvement et le son (coassement).

Grenouille de bénitier: bigote, personne qui va à l'église pour colporter des rumeurs. L'eau est assimilée au bénitier, et, les bavardages aux coassements.

Avoir des grenouilles dans le ventre: comparaison avec les bruits (coassements) qui résonnent dans l'estomac, quand on a trop bu.

La grenouille qui veut se faire aussi grosse que le bœuf: expression utilisée pour quelqu'un qui veut se faire passer pour plus important qu'il ne l'est, ou qui cherche à épater.

Il n'y a pas de grenouille qui ne trouve son crapaud: si laide soit une fille, elle trouve toujours un mari.

GRIVE:

Volatile fortement apprécié des chasseurs, la grive était le symbole de la garde et des patrouilles.

Saoul comme une grive: complètement ivre. Certaines grives (« de vigne ») avaient l'habitude de se gorger de raisin.

Cribler à la grive: crier à la garde.

Faute de grives, on mange des merles: à défaut de mieux, il faut se contenter de ce qu'on a. La chair de la grive était plus appréciée que celle du merle.

GRUE:

Désigne de manière générale, une femme de grande taille à l'air un peu éberluée.

Faire le pied de grue: attendre longtemps, debout à la même place; comme les grues immobiles sur un pied.

Cou de grue: cou très long.

GUEPE:

Insecte symbole de la finesse de corps et d'esprit, peut également représenter quelqu'un « sans scrupules ».

Une fine guêpe: une personne habile et rusée, qui ne s'embarrasse de rien pour arriver à ses fins.

Taille de guêpe: taille très fine, par analogie au mince pédoncule de l'insecte, qui relie le corselet à l'abdomen.

Où la guêpe a passé, le moucheron demeure: là où les puissants réussissent, les faibles échouent.

HANNETON:

Désigne un esprit léger et désordonné.

Etourdi comme un hanneton: étourdi, analogie avec le vol du hanneton qui se cogne à tous les obstacles.

Avoir un hanneton dans le plafond: être un peu fou, avoir l'esprit dérangé.

Se tenir par le cul, comme des hannetons: désigne deux personnes très liés (allusion aux accouplements d'insectes).

HERISSON:

Le corps de ce mammifère recouvert de piquants, renvoie à l'image d'une personne au caractère difficile, voire inabordable.

Rendre lisse un hérisson: se dit pour une chose impossible à réaliser.

Boniments à la graisse de hérisson: de peu de valeur.

HIBOU:

Parce qu'il vit loin de la lumière, le hibou est symbole de la tristesse et de la solitude.

Avoir des yeux de hibou: de gros yeux ronds et fixes.

Nid de hibou: désigne une vieille demeure abandonnée.

HIRONDELLE:

Oiseau migrateur qui annonce l'arrivée du printemps. Appelle à une fonction de « messager ».

Une hirondelle: un gendarme ou un agent de la circulation, en référence à la fonction du gendarme lors des exécutions (« hirondelle de potence »).

Avoir une hirondelle dans le soliveau: avoir l'esprit dérangé.

Une hirondelle ne fait pas le printemps: un fait isolé ne permet pas de tirer des conclusions générales.

HUITRE:

Symbole du mouvement « ouvert-fermé »;

Fermé comme une huître: refuser toute discussion, être dépourvu d'objectivité.

Bâiller comme une huître: bâiller en ouvrant largement la bouche, comme l'huître ouvre sa coquille.

Plein comme une huître: complètement saoul, par allusion à l'huître gorgée d'eau de mer.

JUMENT:

Symbole de la femme féconde.

Une jument poulinière: expression utilisée pour décrire une femme qui a beaucoup d'enfants (la jument poulinière étant destinée à la reproduction).

Avoir reçu un coup de pied de jument: être atteint d'une maladie vénérienne.

Jamais un coup de pied de jument ne fit mal à un cheval: un homme doit supporter galamment les caprices d'une femme.

LAPIN:

Animal qui fait référence à la reproduction et au plaisir sexuel.

Un chaud lapin: un homme qui est porté sur les plaisirs de la chair.

Courir comme un lapin: s'enfuir à grandes enjambées.

Poser un lapin: faire attendre quelqu'un à un rendez-vous, auquel on ne se rend pas. Autrefois, action de ne pas honorer une créance ou de ne pas tenir un engagement.

Le coup du lapin: coup mortel ou coup traître, porté par derrière. Allusion à la manière d'achever un lapin (en lui brisant les cervicales).

Sentir le lapin: sentir mauvais sous les aisselles.

Ne pas valoir un pet de lapin: ne rien valoir du tout.

Voyager en lapin: voyager en fraude.

LEVRIER:

Symbole de la vitesse, le lévrier était dressé à chasser le lièvre.

Courir comme un lévrier: courir très vite.

Etre coiffé par le lévrier: être en proie à des railleries ou des médisances (image du lévrier qui capture le lièvre, en lui saisissant la tête).

Assaut de lévrier, défense de sanglier, fuite de loup: à la guerre, le soldat doit attaquer comme le lévrier, se défendre comme le sanglier et fuir comme le loup.

LEZARD:

Reptile qui personnifie la paresse.

Faire le lézard: s'étendre au soleil, paresser. Verbe dérivé: lézarder.

Vivre comme un lézard: vivre seul, isolé.

Un pauvre lézard: qualificatif d'un homme misérable, sans valeur.

Il y a un lézard: indique une difficulté, un empêchement.

LIEVRE:

Symbole du gibier traqué, le lièvre indique la poursuite et l'initiative.

Un sommeil de lièvre: un sommeil léger, que le moindre bruit interrompt. Etre toujours sur le qui-vive, comme le lièvre qui dort les yeux ouverts.

Mener une vie de lièvre: être sans cesse harcelé et poursuivi dans le sens de tourmenté.

Soulever le lièvre: dans une conversation, « soulever » une question ou une remarque embarrassante.

Prendre le lièvre au corps: aller directement à l'essentiel. Prendre une affaire du bon côté.

Trouver le lièvre au gîte: prendre quelqu'un au dépourvu. Surprendre l'ennemi chez lui.

Il ne faut pas courir deux lièvres à la fois: il ne faut pas entreprendre deux affaires différentes en même temps. Expression bien à propos pour désigner un homme qui séduit deux femmes à la fois.

Le lièvre retourne toujours à son gîte: on retrouve tôt ou tard, celui que l'on recherche.

Mieux vaut un lièvre pris que trois en liberté: il ne faut pas laisser passer une occasion.

LOIR:

Un fervent adepte du sommeil prolongé!

Paresseux comme un loir: personnage très paresseux, qui dort beaucoup (allusion à l'hibernation du loir).

LOUP:

Selon nos légendes, le loup représente le danger, la mort et la terreur.

Dans certains textes mythologiques, il incarne tantôt la destruction, tantôt la force et le courage.

Jeune loup: jeune homme ambitieux et sans scrupules.

Une faim de loup: une faim vorace.

Un loup de mer: un vieux marin solitaire, à l'humeur farouche et endurci par ses longs voyages.

A pas de loup: marcher sans faire de bruit, dans le but de surprendre.

Se jeter dans la gueule du loup: s'exposer à un danger imminent.

Enfermer le loup dans la bergerie: introduire quelqu'un de dangereux dans un lieu où il peut nuire.

Connu comme le loup blanc: allusion à la facilité de repérer ces loups, plus rares et plus cruels que les loups gris. Expression synonyme de popularité.

Avoir vu le loup: caractéristique d'un homme aguerri, expérimenté et courageux. En référence aux qualités d'un chasseur de loup.

Quand on parle du loup, on en voit la queue: expression finement utilisée quand une personne arrive, au moment où l'on parle d'elle.

La faim chasse le loup hors du bois: le besoin peut contraindre les gens à faire des actes irréfléchis, pour survivre. Idée que la nécessité oblige à se montrer.

Les loups ne se mangent pas entre eux: les gens malhonnêtes et méchants ne se nuisent pas entre eux.

La lune est à l'abri des loups: les grands de ce monde n'ont rien à craindre des personnes de condition modeste.

Il ne faut pas mettre le loup berger: il ne faut rien confier à son ennemi.

Si on savait où le loup passe, on irait l'attendre au trou: si on savait d'avance d'où vient le danger, on s'en méfierait davantage.

Louve: symbole de la femme adonnée à la débauche (prostituée).

Loup-garou: personne solitaire, d'humeur farouche et pas très sociable.

A l'origine, le loup garou était un personnage qui se transformait la nuit en loup, et venait hanter les campagnes.

LYNX:

Magnifique félin, associé au regard perçant. La mythologie nous rapporte que le guide des « Argonautes » s'appelait « Lyncée », héros célèbre pour sa vue qui traversait les nuages.

Avoir un œil de lynx: avoir un regard vif. Voir clair dans les affaires et dans les pensées des autres.

MARMOTTE:

A l'image du loir, ce gentil mammifère siffleur est connu pour son hibernation.

Dormir comme une marmotte: dormir beaucoup ou profondément.

MERLAN:

Au temps de perruques poudrées, les perruquiers étaient toujours blancs de poudre, comme des « merlans enfarinés » prêts à cuire.

Faire des yeux de merlan frit: lever les yeux au ciel, de façon à ce qu'il n'y ait que le blanc qui apparaisse. Expression qui peut également décrire un regard amoureux, langoureux.

Merlans sont viandes de laquais ou de postillon: le merlan est un plat léger, qui ne charge pas l'estomac et n'empêche pas de courir. Le « postillon » désigne le conducteur de la voiture des postes.

MERLE:

Oiseau possédant des qualités de ruse, adresse et d'habileté.

Jaser comme un merle: parler beaucoup, le merle est un oiseau très babillard.

Siffler comme un merle: siffler de manière harmonieuse, expression de joie.

Un dénicheur de merle: description d'un personnage habile, adroit, qui se procure facilement tôt ce qu'il désire.

Merle blanc: chose rare ou introuvable.

Vilain merle: valeur dépréciative de l'oiseau, vilain personnage.

MITE:

Petit insecte qui fait de grands ravages sur les vêtements.

Mangé par les mites: troué, en mauvais état. Les larves des mites rongent les étoffes, les fourrures…

Avoir la mite à l'œil: avoir les yeux sales, les paupières infectées.

MOINEAU:

Petit oiseau synonyme de légèreté.

Manger comme un moineau: manger très peu, allusion à la frugalité mythique des oiseaux.

Une cervelle de moineau: un esprit évaporé, étourdi, «léger».

Tirer sa poudre aux moineaux: faire une dépense pour quelque chose, ou pour quelqu'un qui n'en vaut pas la peine (à l'image du chasseur qui tire sur les moineaux, gibier sans valeur).

Moineau à la main vaut mieux que perdrix qui vole: un petit bien assuré vaut mieux qu'un grand bien incertain.

MOUCHE:

Insecte symbole de la mobilité, qui désignait autrefois un inspecteur de police. Allusion au « mouchard », indicateur de police.

Une fine mouche: une personne très rusée, extrêmement habile et perspicace (détective privé ou policier en civil).

Prendre la mouche: s'emporter, se fâcher brusquement pour un rien.

Attirer les mouches: se dit d'une affaire qui attire les curieux, les gens malveillants ou les profiteurs.

Faire mouche: toucher juste, atteindre le but recherché.

Patte de mouche: désigne une écriture fine, mal formée et souvent illisible; à l'image des empreintes des pattes de l'insecte.

Etre mangé par les mouches: être en proie aux railleries ou aux insultes;

Tuer les mouches en plein vol: avoir une haleine fétide.

Il ne ferait pas de mal à une mouche: individu inoffensif.

On entendrait une mouche voler: expression du silence absolu.

Mouche à miel: candidat à l'Ecole Centrale. La « mouche à miel », ancien nom de l'abeille, représente le symbole inscrit sur le képi de la recrue.

On ne prend pas les mouches avec du vinaigre: on réussit souvent mieux dans les affaires par la douceur que par la violence.

En bouche close, n'entre mouche: hommage à la vertu du silence.

Une petite mouche fait péter un bel âne: à petite cause, grand effet.

Moucheron: désigne la stature malingre ou chétive d'un individu.

MOUSTIQUE:

Insecte synonyme de petit, et qui décrit un enfant ou une personne minuscule.

Avoir un moustique dans la boîte à sel: avoir l'esprit dérangé.

MOUTON:

Animal symbole de la passivité et de l'obéissance.

Mouton de Panurge: personne ayant un esprit d'imitation irréfléchie.

Mouton enragé: personne paisible qui cède soudain à une violente colère.

Revenons à nos moutons: reprenons notre conversation, revenons à notre sujet.

Le mouton à cinq pattes: chose extrêmement rare, personne qui fait figure de phénomène.

Sentir l'épaule de mouton: sentir mauvais des aisselles, allusion à la viande de mouton qui prend parfois une odeur forte (lorsque le bélier a été châtré trop tôt).

Garder les moutons à la lune: être pendu.

Si vous faîtes le mouton, on vous tondra: si vous êtes trop bon, vous risquez de vous faire rouler.

MULE / MULET:

Animal cocasse (issu d'un croisement entre l'âne et le cheval), synonyme de lourdeur et entêtement.

Une vraie tête de mule: désigne quelqu'un de très obstiné et têtu.

Chargé comme une mule: lourdement chargé, presque trop.

Ferrer la mule: faire des profits illicites.

Quand une mule aura mis bas: chose impossible, la mule étant généralement stérile.

Coiffée comme la mule à Robespierre: désigne une femme mal coiffée.

A vieille mule, frein doré: il faut décorer une vieille bête pour mieux la vendre. Comparaison avec le fait qu'une vieille femme dissimule sous le fard, les ravages de son âge avancé.

Têtu comme un mulet: même réputation que la mule ou l'âne.

Rembourré comme un bas de mulet: description d'une personne portant trop de vêtements.

Garder le mulet: attendre dehors avec impatience.

OIE:

Volatile personnifiant la naïveté et l'imbécillité.

Une oie blanche: qualificatif employé pour décrire une jeune fille innocente et niaise.

Plumer l'oie sans la faire crier: voler quelqu'un de manière subtile, sans se faire remarquer.

Marcher à pas d'oie: marcher gravement et solennellement.

Nous n'avons pas gardé les oies ensemble: se dit pour repousser une familiarité déplacée.

Caca d'oie: couleur mêlée de verte et de jaune.

Boniments à la graisse d'oie: propos sans aucune valeur.

Ferrer les oies: perdre son temps.

Patte d'oie: petites rides à l'angle externe de l'œil, formant des sillons convergents. Analogie avec la forme de la patte de l'oie.

Qui mange l'oie du roi, cent ans après en rend les plumes: on finit toujours par expier les torts qu'on a eus envers les gens puissants.

OURS:

Animal qui symbolise la force et la solitude, et désigne une personne qui fuit la société.

Un ours mal léché: un individu rustre au comportement grossier. Allusion à l'ourse qui lèche son petit.

Velu comme un ours: très poilu.

Etre monté sur l'ours: être aguerri, n'avoir plus peur de rien. Autrefois, on conjurait la peur des enfants, en les faisant monter sur le dos d'un ours apprivoisé.

Tourner comme un ours en cage: tourner en rond dans une pièce, aller et venir sans action particulière.

Envoyer quelqu'un à l'ours: l'envoyer promener.

Avoir ses ours: pour une femme, avoir ses règles. Sûrement avec l'idée de jours difficiles, où l'on fuit la société.

Il ne faut pas vendre la peau de l'ours avant de l'avoir tué: il ne faut pas se flatter trop tôt d'un succès.

PAON:

Oiseau célèbre pour sa « roue », symbole de la vanité et de l'image.

Fier comme un paon: personne qui met en valeur, avec orgueil, ses avantages physiques.

Prendre les plumes du paon: tirer vanité des mérites d'autrui. Allusion à la fable de La Fontaine « le geai, paré des plumes du paon ».

Pousser des cris de paon: pousser des cris aigus et désagréables, protester pour un rien.

PAPILLON:

Symbole d'un esprit changeant ou volage, inconstant ou superficiel; le papillon marque la légèreté d'esprit.

Courir après les papillons: s'agiter pour rien, s'occuper de futilités au lieu d'aller à l'essentiel.

Verbe dérivé: papillonner: s'éparpiller.

Se brûler à la chandelle comme un papillon: se laisser tromper par des apparences agréables, par un centre d'intérêt dangereux (la flamme attire le papillon).

Avoir des papillons noirs: expression qui fait allusion à la mélancolie et aux idées noires (tristesse, torpeur, inquiétude), état d'esprit passager.

Minute, papillon!: désigne l'attente, le fait de ne pas être pressé. Le papillon effleure très rapidement les choses qu'il touche.

Le plus beau papillon n'est qu'une chenille habillée: il ne faut pas se fier aux apparences.

Vol au papillon: vol de linge, dans les voitures de blanchisseurs.

PERDRIX:

Oiseau synonyme de dégustation et de découverte.

Faire comme les perdrix: découvrir son défaut en croyant bien le cacher! Allusion au fait que les perdrix cachent leur tête et dressent leur derrière.

Les perdrix lui puent: désigne quelqu'un de connaisseur, généralement épicurien.

On mange bien des perdrix sans orange: il faut savoir se contenter d'une bonne chose, sans désirer trop de raffinement. Les perdrix étaient communément préparées avec une sauce à l'orange.

PERROQUET:

Oiseau dont la réputation de commérage, bavardage et répétition…
n'est plus à faire.

Parles comme un perroquet: parler beaucoup et dans réflexion,
répéter à tort et à travers ce que l'on a entendu.

En bec de perroquet: de forme crochue.

Vert perroquet: couleur d'un vert, évoquant celui du perroquet.

Etouffer un perroquet: boire un verre d'absinthe ou un verre d'anis
alcoolisé mélangé à de la menthe, par analogie de couleur.

Echelle de perroquet: maison à plusieurs niveaux, chaque étage
n'ayant qu'une chambre. Allusion au perchoir de l'oiseau, traversé d'échelons.

PIE:

Bavarde et voleuse sont les attributs de cet oiseau aux multiples
facettes.

Voleur comme une pie: voleur impénitent. La pie cache tout ce
qu'elle trouve dans son nid, surtout des objets brillants.

Bavard comme une pie: parler beaucoup et mal à propos, ennuyer
ses interlocuteurs.

Trouver la pie au nid: faire une heureuse trouvaille ou une
découverte extraordinaire. Trouver une personne chez elle.

Etre au nid de la pie: désigne une personne au plus haut degré de
fortune. La pie construit son nid à la cime des grands arbres.

Queue-de-pie: costume aux basques plongeantes, par analogie avec la forme de plumage de l'oiseau.

Croquer la pie: boire beaucoup, faire bonne chère.

Donner à manger à la pie: action réalisée par un jouer, qui cachait une partie de son gain, afin être moins impressionné par ce qu'il gagnait.

PIGEON:

Oiseau représentant l'image d'un homme naïf, facile à duper ou à dépouiller.

Plumer le pigeon: exploiter, dépouiller une « dupe ».

Etre logé comme les pigeons: demeurer au plus haut du logis, comme les pigeons au pigeonnier. De nos jours, le pigeonnier désigne un logement situé à l'étage supérieur.

Attirer les pigeons au colombier: attirer des personnes qui apportent du profit.

Un pigeon privé: homme qu'on faisait entrer dans un complot pour trahir ceux qui y prenaient part.

Ailes de pigeon: disposition des cheveux qui marque une aile de chaque côté de la tête.

Il ne faut pas laisser la semence, par crainte des pigeons: il ne faut pas hésiter à entreprendre, quels qu'en soit les risques.

Point de pigeon pour une obole: tout effort doit être récompensé. Au temps de Charlemagne, une obole valait un demi-denier.

POISSON:

Symbole de la farce et de la confusion, il met en « scène «une sensation.

Poisson d'avril: mystification traditionnelle du 1er avril, consistant à faire farces et canulars en tout genre.

Comme un poisson dans l'eau: être heureux, à l'aise dans un lieu.

Noyer le poisson: entretenir la confusion pour embrouiller une affaire, de manière à faire céder l'interlocuteur.

Finir en queue de poisson: affaire, discours ou film, qui se termine brusquement sans conclusion cohérente.

Avaler la mer et les poissons: avoir une grande soif, ou un appétit disproportionné. Qualifie également un homme avide d'argent.

Ni chair, ni poisson: de nature incertaine, indéfinissable, une opinion indécise. Allusion à l'ambiguïté des aliments considérés par l'Eglise comme maigres: chair (viande) et poisson.

Engueuler quelqu'un comme du poisson pourri: invectiver, accabler d'injures. En référence aux injures et au vocabulaire peu élégant de la marchande de poisson.

Nager comme un poisson: nager à la perfection.

Changer le poisson: uriner.

Ne pas savoir à quelle sauce manger le poisson: avoir de la peine à digérer un affront; être embarrassé par une humiliation.

Jeune chair et vieux poisson: expression gastronomique. La chair des jeunes bêtes et celle des vieux poissons sont les meilleures.

Petit poisson deviendra grand: une personne, une chose ou un talent, se développera au fil du temps. Idée de croissance.

Les gros poissons mangent les petits: les puissants oppriment les faibles. D'un autre côté, les sentiments les plus forts effaceront les plus faibles.

Pas de poisson sans arête: on n'a rien sans peine.

Le poisson commence à pourrir par la tête: les organisations humaines se dégradent d'abord par leurs éléments dirigeants.

Si la mer bouillait, il y aurait plein de poissons cuits: sentence qui écarte un projet irréaliste, une supposition absurde.

De petites rivières, de grands poissons n'espère: il y a peu à espérer d'un lieu où ne règne pas la prospérité.

PORC:

Même symbole que le cochon: la saleté.

Manger comme un porc: manger comme un glouton, sans délicatesse.

Dérober le porc et donner les pieds pour l'honneur de Dieu: voler et faire don d'une partie qu'on a acquis frauduleusement.

Porc du Roi: homme d'argent, financier.

A chaque porc vient la saint Martin: tout le monde est destiné à mourir.

Dans nos villages, on tuait le porc aux alentours du 11 novembre (pour la saint Martin).

POU:

Parasite qui a rapport à l'hygiène et à « l'inesthétique ».

Laid comme un pou: disgracieux, repoussant.

Sale comme un pou: très sale. Le pou étant jugé sale, comme celui qui en est porteur.

Fier comme un pou: très orgueilleux. A noter la confusion entre « pou » (insecte) et « pouil, poul », ancien nom du coq.

Chercher des poux dans la tête de quelqu'un: chercher querelle, critiquer quelqu'un pour des futilités.

Trouver des poux à la tête d'un chauve: trouver à reprendre là où il n'y a rien à dire.

Etre comme le pou entre deux ongles: se retrouver pris entre deux partis ou deux hommes puissants, prêt à être écrasé.

Ecorcher un pou pour en avoir la peau: être extrêmes avare, avide d'argent.

Barbe à poux: barbe dense et très fournie.

POULE:

Animal de la ferme par excellence, représente à la fois l'image d'une femme aux mœurs légères et une marque d'affection. Symbole de gain ou de pertes financières.

Tuer la poule aux œufs d'or: détruire, par avidité ou impatience, une source de profits importants. Allusion aux fables d'Eso (fabuliste du

Vème siècle avant J.C): une poule qui pondait des œufs d'or est tuée par un avare, avide de trouver un trésor.

Plumer la poule sans la faire crier: voler adroitement quelqu'un sans éveiller de soupçons. En règle générale, exiger des sommes non dues, non justifiées.

Faire pondre la poule: action de se procurer des bénéfices ou des gains.

Poule mouillée: poltron, lâche, qui craint la moindre incommodité. Référence au caractère craintif et peureux de la poule; « mouillée » accentuant l'idée de ramollissement.

Faire la poule: se sauver.

Un cœur de poule: un homme sans courage, un lâche, sans vigueur.

Vouloir garder les poules de monsieur le curé: être prêt de mourir, en direction du... cimetière.

Vendre la poule au renard: trahir les intérêts qui nous ont été confiés, livrer une personne ou un secret.

Mettre la poule au pot: avoir un confort matériel suffisant, être à l'aise dans la vie. Allusion aux propos du roi Henri IV, qui voulait que « chaque laboureur de son royaume puisse mettre la poule au pot le dimanche ».

Se coucher comme les poules: se coucher de bonne heure!

Etre comme une poule qui a trouvé un couteau: être surpris, stupéfait par quelque chose d'inhabituel.

Une poule n'y retrouverait pas ses poussins: désigne une grande pagaille, un grand désordre.

Vouloir la poule et les poussins: vouloir tout pour soi, être avide de gains.

Cage à poules: immeuble regroupant de nombreux logements exigus.

Chair de poule: traduction du terme médical « kératose pilaire », décrit l'aspect granuleux de la peau au contact du froid ou d'une émotion. Analogie avec la peau d'une poule plumée.

Bouche en cul de poule: bouche qui s'arrondit et se resserre en une espèce de moue hautaine, voire ridicule.

Lait de poule: recette d'un « bouillon » composé:

- d'un mélange de jaune d'œuf battu avec du lait sucré

- d'eau chaude aromatisée avec de la fleur d'oranger ou du rhum.

Mère poule: mère qui a tendance à trop protéger ses enfants. Elle les « couve » comme la poule avec ses poussins.

Quand les poules auront des dents: chose impossible à réaliser, événement qui n'arrivera jamais.

Voleur de poules: voleur de petites choses, petit malfrat.

Quand on tient la poule, il faut la plumer: il ne faut jamais laisser passer une bonne opportunité.

La poule ne doit pas chanter avant le coq: l'autorité doit appartenir au mari.

Qui naît poule aime à gratter: on conserve toujours une trace de ses origines.

Les poules qui gloussent le plus, ne sont pas les meilleures pondeuses: Ceux qui font le plus de bruit, ne sont pas les plus utiles.

Poulet: désigne généralement une marque d'affection.

Un porte-poulet: un entremetteur. Allusion à la personne qui remet en cachette un poulet.

Manger le poulet: s'entendre avec un entrepreneur, pour partager une affaire ou des bénéfices.

Quand il tient un poulet, il n'en fait qu'un article: il mange avidement et goulûment.

POURCEAU:

En langage littéraire, désigne un porc ou un cochon. Animal qui symbolise la corruption, la grossièreté et les plaisirs de la table.

Il jette des fleurs aux pourceaux: décrit une personne incapable d'apprécier la valeur ou la finesse de quelque chose.

Un pourceau qui en remonte à Minerve: un ignorant qui veut instruire plus savant que lui. Minerve représentait la sagesse et la connaissance, chez les romains.

Plus aisé qu'un pourceau qui se gratte: très content, satisfait.

PUCE:

Insecte symbole de l'agitation et qui désigne une personne de petite taille.

Avoir la puce à l'oreille: alerter, attirer l'attention de quelqu'un, soupçonner quelque chose.

Excité comme une puce: très agité.

Secouer les puces à quelqu'un: le réprimander fortement.

Etre mangé par les puces: être piqué sur tout le corps, avoir de fortes démangeaisons.

Sac à puces: peut désigner un lit (très sale) ou un chien abandonné.

Mesurer le saut des puces: passe son temps inutilement.

Le marché aux puces: endroit où l'on vend toutes sortes de vieux objets.

Chercher les puces: vérifier minutieusement quelque chose, éplucher un document dans ses moindres détails.

PUNAISE:

Insecte qui est devenu l'image d'une personne méprisable.

Plat comme une punaise: de forme aplatie, par analogie avec cet insecte.

Avoir le ventre plat comme une punaise: être resté longtemps sans manger.

Puer comme une punaise: sentir extrêmement mauvais, la punaise dégageant une odeur fétide pour se défendre.

Punaise de sacristie: dévote qui passe le plus clair de son temps dans les églises.

Punaise!: exclamation de surprise ou de dépit.

RAT:

Animal symbole de l'avarice et du piège.

Face de rat: formule injurieuse, expression d'un visage particulièrement ingrat.

Fait comme un rat: pris au piège, sans moyen de s'échapper.

Rat de bibliothèque: érudit qui passe son temps à consulter des ouvrages.

Rat d'hôtel: voleur spécialisé dans la visite des chambres d'hôtel.

Rat de cave: surnom donné aux employés des contributions indirectes, qui descendaient dans les caves vérifier les marchandises.

Rat d'église: bigot, dévot plutôt mesquin. Expression qui pouvait également désigner le sacristain.

S'ennuyer comme un rat mort: s'ennuyer au plus haut point.

Puer comme un rat mort: sentir très mauvais.

Prendre les rats par la queue: voler adroitement. Au Moyen Age, arracher ou couper la bourse.

Avoir des rats dans la tête: avoir en tête des idées bizarres, des fantaisies saugrenues, des envies de plaisanteries.

Sentir un rat: soupçonner un danger, une mauvaise farce.

Trou à rats: logement isolé et d'une saleté repoussante.

Les rats quittent le navire: en cas de danger, les lâches, les profiteurs abandonnent tout. Allusion aux rats qui s'enfuient du bateau qui va sombrer.

Au paresseux laboureur, les rats mangent le meilleur: le patron qui néglige ses affaires se fait voler.

RENARD:

Animal dont la réputation de ruse et d'adresse, a largement dépassé les frontières de nos… poulaillers.

Un vieux renard: personne d'une grande expérience, devenant avec l'âge, de plus en plus rusée et perspicace.

Crier au renard: se moquer des gens qui se sont laissé duper.

Etre enfumé comme un renard dans son terrier: se trouver dans une pièce où l'on fume beaucoup. On enfume le renard, pour le faire sortir de son terrier.

Coudre la peau du renard à celle du lion: joindre la ruse à la force.

Un bon renard ne mange jamais les poules de son voisin: un homme habile évite de se faire connaître tel qu'il est, dans son voisinage.

Le renard est pris, lâchez vos poules: lorsque le danger est passé, on peut faire ce que l'on veut.

Il ne faut pas se confesser au renard: il ne faut rien confier à quelqu'un de douteux, susceptible de vous trahir ou de tirer avantage d'un secret.

Renard qui dort la matinée, n'a pas la gueule emplumée: qui paresse au lit ne fera pas fortune.

Le renard change de poil mais non de naturel: on ne corrige pas ses défauts en vieillissant.

Le renard cache toujours sa queue: l'homme habile dissimule ses ruses.

A la fin, le renard sera moine: au fil du temps, tout changement reste possible.

SAUTERELLE:

Insecte qui symbolise une personne maigre et sèche, aux jambes longues.

Se jeter sur un plat comme des sauterelles: faire fonction d pique assiette et vider les plats goulûment. Allusion aux dégâts commis par les nuées de sauterelles.

N'avoir pas plus d'esprit qu'une sauterelle: avoir peu de jugement et d'esprit.

SERPENT:

Reptile symbole du mal dans la société occidentale, avec le paradoxe lié à son venin qui peut tuer ou guérir.

Langue de serpent: personne médisante.

Un serpent caché sous les fleurs: un danger voilé sous des dehors séduisants.

Réchauffer un serpent dans son sein: aider un scélérat. Le serpent prenant ici, un symbole de trahison.

Les serpents de l'envie: la fureur de l'envie, de la calomnie. Dans la Mythologie, les serpents étaient un attribut des Furies.

Une ruse de serpent: qualité d'un personnage extrêmement rusé.

SOURIS:

Petit rongeur symbole de l'habileté, de la discrétion, qui peut décrire une personne plutôt fin et menue.

Eveillé comme une potée de souris: désigne quelqu'un de très vif, de très actif.

On entendrait trotter une souris: il règne un silence total.

On le ferait rentrer dans un trou de souris: décrit l'idée de poltronnerie ou de gêne d'un individu.

Cacher une souris dans l'oreille d'un chat: mettre une chose à la discrétion de celui qui la convoite.

Encore vive est la souris: personne qui alimente toujours ses désirs de vengeance, alors qu'on la croyait disparue.

Faire la souris: fouiller adroitement dans la poche de quelqu'un.

Souris du palais: avocat.

Gris souris: couleur gris argenté.

Souris qui n'a qu'un trou est bientôt prise: quand on a qu'un seul recours, on est vite à bout de ressources.

TAUPE:

Mammifère qui vit sous terre, aux yeux minuscules et caches. Symbole d'un manque de « clairvoyance », il représente l'espion infiltré dans un milieu ennemi.

Noir comme une taupe: noir très prononcé.

Le royaume de taupes: la mort.

Un preneur de taupes: un personnage très rusé.

Vivre comme une taupe: vivre sans sortir de chez soi.

Servir comme une taupe dans un pré: décrit un individu nuisible pour les siens.

TAUREAU:

Animal symbole de puissance et de force physique.

Cou de taureau: homme à la musculature puissante, fort et épais.

Voix de taureau: grosse voix grave.

Prendre le taureau par les cornes: affronter résolument une situation difficile.

TORTUE:

Animal millénaire, symbole de lenteur et prudence.

Marcher à pas de tortue: marcher très lentement.

La tortue d'Eschyle: la marque du destin. Allusion à une anecdote attribuée à Pline l'Ancien: un oracle prédit au poète grec Eschyle qu'il mourrait écrasé. Désirant conjurer le mauvais sort, il se retira à la campagne pour vivre des jours paisibles. Alors qu'il se promenait, un aigle laissa tomber sur sa tête une tortue, qui le tua sur le coup.

TRUIE:

Femelle du porc destinée à la reproduction, la truie symbolise une femme très grosse ou qui de livre souvent à la débauche.

Bonne truie à pauvre homme: femme qui fait beaucoup d'enfants, et qui serait capable d'enrichir un pauvre… si elle était une truie.

Tourner la truie au foin: détourner la conversation de son véritable but. Allusion au temps où le paysan détournait la truie du gland, pour la mettre devant le foin (dont elle n'a que faire).

Une truie n'y retrouverait pas ses petits: grand désordre, pagaille générale.

Les yeux riants comme une truie brûlée: image d'une personne ayant une mauvaise vue.

En avaler autant qu'une truie de lait clair: désigne un homme vorace, affamé et concupiscent.

VACHE:

Ruminant à l'allure désinvolte, la vache représente la grosseur, le volume et l'aspect sévère d'un individu.

Coup de pied en vache: coup sournois et porté en traître.

Vache à lait: personne qu'on exploite, avec l'idée d'un profit continu.

Allusion à la vache laitière.

La vache est à nous: notre succès est assuré, nous avons parfaitement maîtrisé la situation.

Manger de la vache enragée: connaître de dures privations, surtout sur le plan alimentaire.

Pleurer comme une vache qui pisse: pleurer abondamment. On emploie aussi l'expression « pleuvoir comme vache qui pisse » pour décrire une forte pluie.

Plein comme une vache: complètement saoul.

Prendre la vache et le veau: épouser une femme enceinte d'autrui.

Parler français comme une vache espagnole: parler très mal le français.

Le plancher des vaches: la terre, par opposition à la mer.

Voir vaches noires en bois brûlé: se forger d'agréables chimères, rêver de choses agréables.

Rompre sa lance dans le cul d'une vache: commettre une lâcheté, ne rien faire de bon.

Les vaches grasses, les vaches maigres: période de prospérité ou temps de pénurie. Allusion à la Bible (aux 7 vaches grasses et aux 7 vaches maigres), symbolisant dans le rêve du pharaon d'Egypte, 7 années d'abondance suivies de 7 années de disette.

Vache de loin a assez de lait: les choses paraissent toujours belles, quand on les voit de loin.

Où la vache est attachée, il faut qu'elle broute: il faut se contenter de ce qu'on a.

Les vaches qui remuent tant la queue, ne sont pas celles qui ont le plus de lait: ceux qui parlent beaucoup, ne sont souvent que des incapables.

VEAU:

Symbole du nigaud, du naïf et de la paresse.

Faire le veau: se vautrer, faire l'idiot dans une attitude nonchalante.

Pleurer comme un veau: pleurer à chaudes larmes.

Hurler comme un veau: crier de toutes ses forces.

Tuer le veau gras: préparer de grandes réjouissances pour fêter un événement.

Adorer le veau d'or: avoir le culte de l'argent.

Se faire relier en veau: avoir la capacité d'écrire des livres (allusion aux reliures en veau).

Faire le collier de veau avant qu'il soit né: entreprendre quelque chose prématurément.

Adieu, veau, vache, cochon, couvée: évocation des illusions perdues. Allusion à la fable de La Fontaine « la laitière et le pot au lait ».

Changement d'herbe réjouit les veaux: les changements plaisent d'ordinaire aux jeunes.

Autant meurt veau que vache: les jeunes comme les vieux sont exposés à la mort.

VER:

Symbole de la faiblesse de l'homme.

Un ver de terre: une personne médiocre, faible et méprisable.

Vers à soie: personnes qui ouvrent utilement pour l'humanité, comme les chenilles qui tissent des fils employés à la confection de la soie.

Nu comme un ver: complètement nu.

Tirer les vers du nez: le questionner habilement pour lui arracher des secrets.

Pas piqué des vers: expression qui met en valeur l'aspect remarquable d'un fait ou d'une action.

Tuer le ver: boire le matin à jeun, un verre d'alcool, pour se débarrasser des parasites intestinaux.

Se tordre comme un ver: image d'un corps en contorsion. Allusion aux mouvements vifs d'un ver qu'on vient de couper.

Le ver est dans le fruit: expression qui décrit une situation qui se dégrade.

Allusion au fruit mûr attaqué par le ver.

Ver rongeur: tourment chagrin, remords.

VIPERE:

Serpent symbole de la médisance.

Une langue de vipère: personne méchante, médisante et perfide; aussi dangereuse avec ses paroles que le serpent.

4ème PARTIE: Us et coutumes de nos aïeux.

Le berger, personnage symbolique.

Depuis le IVème siècle avant J.C, le peuple celte avait apporté la culture indo-européenne et construit de nombreux « oppida ».

La question se pose : le berger ne serait-il pas une sorte d'héritier direct des celtes, excellents éleveurs de moutons ? On dirait qu'il existe une étrange analogie avec ce personnage vivant très proche de la nature et le druide qui récoltait les plantes médicinales.

Sur les plateaux arides où se pratiquait l'élevage du mouton, la bergerie restait protégée par un chardon magique. En fait, il s'agit d'un symbole chaldéen des troupeaux et des chars solaires, retrouvé aussi au Sahara et au Pays basque, ainsi qu'à la grotte de la source à Gordes.

Le berger est, dans ce cas, non pas présenté comme un homme ordinaire… mais comme un magicien, à la fois jeteur de sorts et devin.

Il est aussi (à l'image du druide) médecin botaniste, car il peut soigner les bêtes et les gens avec des plantes soigneusement cueillies à un endroit précis et dans des conditions particulières.

Le village berceau des anecdotes.

La place du village, qui perpétue l'antique tradition du forum, c'est le lieu où l'on va pour rencontrer quelqu'un.

Dès le matin, les anciens observent la fameuse placette, installés sur un banc. Le soir, ils prennent le frais ou ils vont au café pour discuter de leur vie sociale ou sur les conditions météo.

Le lavoir, c'était le lieu pour les femmes, qui en lavant leur linge, pouvaient parler tranquillement de choses et d'autres... l'eau coulait sur les vêtements comme leurs paroles ruisselaient sur ce moment privilégié de liberté féminine.

Dans la tradition populaire provençale, le soleil est considéré soit comme une grande roue animée, soit comme la face même de Dieu.

Il paraîtrait que, le matin de Pâques ou de la saint Jean, l'astre solaire dansait et faisait trois sauts au-dessus des Alpilles.

Lors d'un rituel de bienvenue, les moissonneurs levaient leur faucille et leur grand chapeau, pour rendre hommage au soleil avec une inclinaison de la tête.

Sans oublier le côté romantique du champ de blé, où les amoureux se rendaient le soir avant la moisson. La jeune fille coupait un épi qu'elle portait au coin des lèvres... appelé le « blé de la lune », prélude aux fiançailles ou au mariage.

La nature mise en pages.

Partagée entre croyances et légendes, notre terre de Provence également bercée de superstitions, déploie l'envergure de son imaginaire.

La nature est mise en avant, personnifiée, adulée, crainte, modelée, apprivoisée ; mise en images, peinte, illustrée, filmée, mythifiée ; mise en bouche, gratinée, saucée, aromatisée. Un festival de douceurs empiriques teinté de mises en scène sur le plus beau plateau du monde.

Profondeur des champs et immensité d'une réserve naturelle d'inspiration, la Provence s'ouvre de l'intérieur. Vivre l'esthétique d'un moment de bonheur dans la verdure d'une prairie saupoudrée de coquelicots, on préfère la sensation pour décrire notre environnement.

Voici la mémoire de nos campagnes, cette manière si originale de craindre le diable, d'observer les hirondelles, les papillons, les abeilles, de parler avec les plantes, de donner à manger aux animaux, de raconter des histoires, de chercher des sources, de croire en sa bonne étoile.

Cette symphonie pastorale, si bien résumée dans nos coutumes, si bien inscrite sur notre calendrier, si bien gravée dans nos cœurs... qu'on ne peut pas l'oublier.

Faire la fête, honorer les saints, oublier sa tête en mettant un pied dans la vigne, acheter un brin de muguet, ou boire l'eau fraîche de la fontaine, restent des actes anodins mais d'une importance symbolique certaine.

Toutes ces croyances, ces superstitions, ces signes du destin, ces messages mystérieux comme le saule qui frissonne ou le Mistral qui siffle dans nos cheminées, le corbeau qui se pose dans le jardin, la pie bavarde, le chat noir, composent la symphonie spirituelle de nos campagnes.

Dans nos coutumes, la place donnée au côté magique de l'anecdote, peut être aussi légèrement teintée d'humour et de poésie ; comme la saint Valentin, calquée sur les cycles de la nature car elle marque le début de la saison des amours chez les oiseaux.

A bon enchanteur, salut!

Quelques fêtes, bien encrées au fond de nos mémoires.

JANVIER:

Dicton 1:

Oou jour de l'an,

leis jours creissoun,

doun repas d'un can.

***

Au jour de l'an,

les jours croissent,

du repas d'un coq

- Ier janvier: les vœux!

En ce premier jour du mois de janvier, on circulait beaucoup sur les chemins de Provence, pour présenter ses vœux à la famille, aux amis; et leur apporter ce rituel message d'affection: **« Bueno annado »** (bonne année). A chacun son rêve: une récolte abondante, de bonnes moissons, un mariage prochain, un enfant plain de santé, trouver une source… L'occasion était idéale pour rendre visite à ses grands-parents et recevoir en main propre les fameuses étrennes. Les étrennes faisaient partie des délicatesses qu'on s'adressait entre proches, certaines prenant la forme de magnifiques gâteaux préparés avec soin. On appelait ces friandises les **« Poumpos »** dans la région de Marseille, et plus communément dans nos contrées paysannes: les fougasses. Près des rives de la Durance, les ménagères préparaient les **« michos »** ou **« nichos »,** sortes de petits pains coniques que l'on superposait en tailles décroissantes. Cet usage reste très proche d'une coutume druidique, rendant hommage à une déesse appelée Iboït, qui vivait dans la forêt.

6 janvier: l'Epiphanie.

Connue à une époque sous le nom de **« Théophanie »**, la fête de l'Epiphanie était célébrée le même jour que Noël. Ce fut Jules Ier, élu Pape en 337, qui sépara la fête la Nativité de celle de l'Epiphanie. On reporta donc au 6 janvier l'instant solennel d'adoration des Rois Mages. Mais au cours des siècles, l'Eglise décida de fixer le jour des Rois au premier dimanche du mois de janvier. De nos jours, certaines personnes gardent encore la date initiale pour déguster le fameux **gâteau des Rois**.

22 janvier: la saint Vincent.

Honoré dans toute la Provence, saint Vincent, né à Saragosse, aurait été martyrisé à Valence (an 304) sous le règne de Dioclétien. La date de la saint Vincent, déterminante pour les récoltes et pour les vignes, en ce mois de janvier rigoureux et froid… en fit le protecteur de la vigne et le patron des vignerons et vinaigriers. L'expression **« Vin-sang »** reste révélatrice du parallèle entre la couleur du vin et celle du sang.

Dicton 2:

Aoubo claro à san-Vincent,

Fouesso fruits per soutis gens.

***

Aube claire à saint-Vincent,

beaucoup de fruits pour toutes gens

FEVRIER

Dicton 3:

Febrié es lou piu court,

Et lou piege de tous .

***

Février est le plus court,

et le pire de tous.

La Chandeleur (2 février):

40 jours après Noël, l'Eglise célèbre la présentation de Jésus au Temple et les relevailles * de la Vierge. La fête a reçu le nom de Chandeleur ou « **Candelour** » en provençal, respectant la coutume où les fidèles portaient un cierge allumé, le jour de l'office divin. Le jour de la Chandeleur était tout désigné pour la corporation des « Chandeliers », qui célébrait le 2 février avec magnificence. Les « Notaires de Marseille », avaient également choisi cette date, pour organiser une procession. Entre bénédiction et devoir moral, la communauté fournissait à la sénéchaussée* plusieurs dizaines de cierges. Le lendemain, ils faisaient distribuer aux pauvres, 600 pains.

***relevailles**: bénédiction donnée à une femme relevant de couches. Selon les textes anciens, une femme ne devait intégrer la société que 40 jours après la naissance de son fils et 80 après la naissance de sa fille. Les femmes provençales respectaient cet usage, étant considérées comme impures dans les jours qui suivaient leur accouchement. Elles gardaient donc la chambre un certain temps, avant de se « relever », c'est à dire, avant d'aller recevoir la bénédiction.

***sénéchaussée**: venant de sénéchal, agent du roi ayant les attributions d'un bailli (fonctions administratives et judiciaires).

Dicton 4 :

Nostre Dame dé fénoou,

Ou ben névé, ou ben plou,

Ou ploouré, ou néva,

Quarante jour n'aven enca

***

A Notre dame du feu,

Il pleut ou il neige,

Et il y a encore à passer,

Quarante jours en même temps.

La saint Valentin (14 février):

Ancienne tradition médiévale, où l'on fêtait Valentin, martyr à Rome au IIIème siècle, la saint Valentin est devenue la fête des amoureux. Cette date, calquée sur les cycles de la nature, rend hommage car elle marque le début de la saison des amours chez les oiseaux.

Dicton 5

San valentin de primavero, Taou tems si fa, taou tems s'espero.

***

Tel temps le jour de saint Valentin, Tel temps au printemps qui vient.

Carnaval et Mardi gras:

Mardi gras et carnaval sont deux fêtes mobiles dont la date est fixée chaque année, en fonction du nombre d'or qui sert à désigner chacune des années du cycle lunaire. Selon les années, la fête de Carnaval peut, avec celle de Pâques, s'échelonner sur février et mars (ou mars et avril). A l'origine, le mot Carnaval fut formé par les termes religieux **« carne levaris »**, avec les sens de « viandes enlevées ». Précédent la période de Carême, le Carnaval donnait lieu à toutes sortes de réjouissances et autorisait les abus les plus spectaculaires... d'où l'expression **« charivari »** qui signifie « avoir mal à la tête ». Les provençaux mangeaient de la viande à tous les repas, on organisait de gigantesques festins, on dansait, on vivait dans une liesse festive sans limite particulière. Ecclésiastiques et autorités gouvernementales cherchaient sans cesse à restreindre la période, pour réduire les débordements extravagants de Carnaval. C'est ainsi qu'on en vint à contingenter cette période aux trois « jours gras »: dimanche, lundi et mardi. Ceci avant le retour à l'austérité pour la période de Carême, qui était un temps de pénitence avant la préparation de Pâques. Le Carême, du latin **« quadragesima dies »**, s'étendait du mercredi des Cendres au jeudi saint, soit 40 jours de jeûne. A l'époque, les dimanches n'étaient pas comptés et la période se prolongeait jusqu'au samedi saint. Le mercredi des Cendres portait le nom de **"Caramentran"**, et désignait la figure de Carnaval qu'on fabriquait dans les villages. Traîné sur un chariot ou porté sur un brancard, le singulier personnage était entouré d'une foule grotesquement déguisée, avant d'être jeté à la mer ou à la rivière. C'était un jour mémorable où le grotesque avait "pignon sur rue" et toutes les fanfaronnades mises en liberté!

Dicton 6

Après la panson, ven la danso.

***

Après la panse, vient la danse.

L'année bissextile: 28 ou 29 février?

Du latin « **bis sextus** » (2 fois 6 jours), l'année bissextile comporte un jour de plus en février, soit 366 jours, tous les quatre ans. Le vieux français donnait au mot « **bissexte** », le sens de fatalité, influence des astres ou malheur. Les provençaux, quant à eux, préféraient voir l'année bissextile sous un aspect anecdotique et facétieux. Ce fut également un sujet de conversation dans les campagnes plutôt plaisant, alimentant les « histoires de pays ».

Dicton 7

Agues pas pôu de l'annado bissèst,

Mai d'aquelo d'avans

et d'aquelo d'après.

***

N'aie pas peur de l'année bissextile,

Mais de celle d'avant

et de celle qui suit.

MARS

Dicton 8

Souléou de mars,

leisse lou pégoumas.

***

Soleil de mars,

laisse des rhumes tenaces.

17 Mars (saint Patrice):

Saint Patrick (ou Patrice), évangélisateur et patron de l'Irlande (fin du IVème siècle). Une fête célébrée aux quatre coins du monde.

19 Mars (saint Joseph):

On fête aujourd'hui saint Joseph, époux de Marie, et charpentier de métier. Il vécut à Nazareth, accompagna Jésus à Jérusalem puis disparu des évangiles. Saint Joseph fut choisi pour patronner un grand nombre de corporations, comme les caissiers, les menuisiers, les charpentiers, les poulieurs, ou les sculpteurs. Vénérable patron des corps de métiers du bois, on lui attribuait également une fonction de saint guérisseur.

Le Printemps:

Placé selon les années le 20 ou le 21 mars, les provençaux observaient le ciel, en attendant un présage pour l'arrivée du printemps. C'est l'hirondelle qui fait office de messager et annonçait par son passage, le véritable printemps.Le paysan qui voyait une hirondelle se nicher sous le toit de sa maison, considérait cet « évènement » comme un signe de bien-être et de prospérité. Dans les communes abondantes en pâturages, le printemps annonçait aux bergers qu'il fallait tondre le troupeau. De grandes fêtes étaient organisées à cette occasion, et, le jour où la tonte se terminait, on immolait le plus gras des moutons… pour le partager entre amis et voisins. Le festin se prolongeait par une série de jeux et de divertissements.

25 mars (Annonciation):

On fête ce jour-là l'Annonciation, instituée en mémoire de la nouvelle que l'Ange Gabriel vint apporter à Marie: elle concevrait le fils de Dieu. On trouve également une trace de cette fête dans un sermon de saint Augustin (354-430) en l'honneur de **Notre Dame de mars.** D'autre part, l'Annonciation devint à partir de 1750, la fête de la corporation des **Corps des marchands** (réunissant la corporation des drapiers, merciers, toiliers et dentelliers, à celle des joailliers et quincailliers). Tous les 25 mars, les syndics et autres dignitaires nominés le 1er du mois, se réunissaient en assemblée générale.

Dicton 9

Per Nuestra Damo de mars,

Mando toun calé a la mar.

***

A Notre Dame de mars,

Jette ta lampe à huile à la mer.

AVRIL

Dicton 10

Aou mes d'abrieou,

Ti deleouges pas d'un fieou.

***

Au mois d'avril,

Ne te découvre pas d'un fil.

Le 1ᵉʳ avril:

Le nom de « **Poisson d'avril** » fait allusion à une coutume où l'année commençait en avril et aux étrennes qu'on offrait ce jour-là. Or, le 1ᵉʳ jour de l'année fut reporté au mois de janvier et les traditionnels cadeaux, remplacés par des farces et des blagues en tout genre. Au mois d'avril, le soleil vient de quitter le signe des poissons, et on donna à cette mascarade le nom de « poisson d'avril ».

Les Rameaux:

Fête mobile(déterminée par Pâques) le dimanche des « Rameaux » est célébré le dernier dimanche avant Pâques; et ouvre la période de six jours appelée « **la semaine sainte** ». Jésus se rendit à Jérusalem à dos d'âne, une foule nombreuse accourut à sa rencontre, arborant une branche de palmier à la main. En Provence, la fameuse branche de rameaux pouvait être une branche d'olivier ou de laurier.

Saint Georges (23 avril):

On fête saint Georges, prince de Cappadoce, qui délivra la ville de Sélène (Lybie) du dragon qui dévorait chaque jour, une jeune fille. Ce jour-là, il s'agissait de la fille du Roi. L'intrépide saint qui avait embrassé la carrière des armes, était connu en France comme patron des guerriers. En Provence, saint Georges partageait avec saint Marc, le titre de patron des viticulteurs. Plus généralement, il fait partie des « saints vendangeurs » ou « grêleurs », en raison des périodes de pluie ou d'orage qui étaient redoutées par les viticulteurs.

Pâques:

Le jour de Pâques, reste pour les chrétiens, le jour de la résurrection du christ et marque la fin du Carême. On le fête dans la joie et la bonne humeur. Les jeunes garçons qui savaient enfin marcher, se rendaient chez leurs grands-parents pour y recevoir... deux œufs de poule! Lorsqu'on leur remettait ce cadeau, on leur disait :

Vaqui toun signé d'homé !

***

Voici ton signe d'homme !

Saint Marc (25 avril):

Un des quatre évangélistes, il est considéré comme le fondateur de l'Eglise d'Alexandrie et l'auteur du second évangile. Représenté par un « lion ailé », il est le protecteur de Venise. En Provence, il était aussi le saint patron des verriers, vitriers, limonadiers et liquoristes.

MAI

Dicton 11

Pluego de may,

tout lou monde es gay

***

Pluie de mai,

tout le monde est gai

La fête du travail (1ᵉʳ mai):

Le 1er mai, fête du renouveau, était aussi dédié à l'amour. A l'origine, les jeunes parcouraient la campagne dans la nuit du 30 avril au 1ᵉʳ mai, en chantant des hymnes à Maïa (déesse de la terre qui nourrit les hommes). Chacun partait seul dans la nuit, pour planter un arbre vert, décoré à l'effigie de la déesse. Les coutumes évoluant au fil du temps, les jouvenceaux allaient ramasser des fleurs qu'ils déposaient devant la porte de leur future bien-aimée, en guise de message d'amour. Si le bouquet de thym ou de boutons d'or était une déclaration d'amour; la violette exprimait le doute et les soupçons; le romarin annonçait la plainte; l'ortie signifiait la rupture; la rose, le jasmin ou l'oranger, une délicate marque d'affection et de sympathie. D'autre part, une branche de figuier plantée dans le jardin avait valeur d'avertissement: à trop attendre le mariage, la jeune fille faisait fuir les prétendants.

La Sainte-Croix (3 mai):

L'Eglise célébrait ce jour l'invention de la Sainte-Croix, rapportée de Perse par l'empereur Héraclius et déposée à Jérusalem un 14 septembre du VIIème siècle.

Favorable aux amours, le mois de mai n'était guère propice à la cérémonie nuptiale. A l'occasion de la fête de la Sainte-Croix, ceux et celles qui souhaitaient se marier dans l'année, faisaient le tour de la « santa Croux » en répétant:

Bello Santa Croux,	Belle Sainte Croix,
qu'houro serem dous?	quand serons-nous deux?

Saint Pancrace (11, 12 et 13 mai):

Martyr chrétien dont on sait peu de choses, saint Pancrace était le protecteur des oliviers. Compte tenu des différentes variations climatiques, on appelait souvent cette période du mois de mai: « les saints de glace » . En effet, saint Mamert, saint Gervais et saint Pancrace avaient la réputation d'amener pendant ces trois jours une vague de froid, dangereuse pour les futures récoltes. Durant ces festives, les « dansaïres de san Brancaï », exécutaient des danses pittoresques qui ne manquaient pas d'étonner le public.

Saint Honoré (16 mai):

Évêque d'Amiens, saint Honoré fut connu pour son pouvoir de révélation et ses visions. La légende dit qu'il était boulanger dans sa jeunesse, ce qui lui donnait la charge de patron des boulangers. On appelait « fourniers »,les boulangers provençaux et, « fourgouniers », ceux qui chauffaient les fours.

Saint Yves (19 mai):

On fête ce jour, saint Yves, protecteur de la Bretagne et patron des hommes de loi en France. En Provence, le 19 mai était une date symbolique, car en tous lieux, les hommes de loi chômaient ce jour pour vénérer leur saint patron. A Marseille, saint Yves était honoré par la corporation des avocats, des huissiers et par la sénéchaussée.

Les Rogations:

Procession de supplication instituée au Vème siècle, destinée à attirer la bénédiction divine sur les récoltes et les animaux. La fête des « Rogations » ne revient jamais à jour fixe chaque année, étant déterminée par la date de Pâques. Elle prend place dans les trois jours qui précèdent l'Ascension

L'Ascension:

Déterminée par Pâques, la fête de l'Ascension commémore la montée au ciel de Jésus, ressuscité quarante jours après Pâques. La corporation qui avait choisi l'Ascension était celle des **tailleurs de pierre**, **couvreurs** et **maçons**. De tels métiers réclamaient une aptitude à l'équilibre et se prêtaient au mieux à une « montée » vers les cieux, représentés par le toit de la maison.

La Visitation (31 mai):

Cette fête commémore la visite de la vierge Marie à sainte Elisabeth, mère de Jean Baptiste.

JUIN

Dicton 12:

L'estieou taoulo,

es messo partout.

***

Pendant l'été,

la table est partout dressée.

Pentecôte:

Fête célébrée le 7ème dimanche après Pâques, en mémoire de la descente du Saint-Esprit sur les apôtres. De nombreux villages fêtaient à leur manière cet événement, sous forme de pèlerinage, procession ou festivités. Pour imiter « les langues de feu » qui représentaient la descente du Saint-Esprit, on jetait dans les églises et au cours de la messe, des pétales de rose. Parfois, le sacristain montait sur le clocher pour faire tomber sur les fidèles, des étoupes enflammées.

La Trinité:

Célébrée à date mobile, la Trinité désigne Dieu en trois personnes: le Père, le Fils et le Saint-Esprit (distinctes, égales et consubstantielles* en une seule et indivisible nature). La fête commémorant ce mystère a lieu le premier dimanche après la Pentecôte.

*Consubstantiel: d'une seule et même substance.

Saint Antoine de Padoue (13 juin):

Né à Lisbonne en 1195, saint Antoine partit prêcher en Afrique; avant d'aller répandre la parole de Dieu en Auvergne, en Languedoc, et à Padoue où il mourut en 1231. Originellement protecteur des drapiers et toiliers de Marseille, il sauva également la ville de Cuges d'un incendie (la présence de sa statue calma le vent qui attisait le feu dans la forêt).

La Fête Dieu:

Une semaine après avoir fêté le mystère de la Trinité, l'Eglise se prépare à célébrer la Fête Dieu en l'honneur du saint Sacrement. Fête mobile comme toutes les autres, on peut la trouver entre le 13 et le 22 juin, ou avant selon les années. Les spectateurs qui venaient en foule regarder les processions de la Fête Dieu, lançaient des pétales de rose ou des genets sur les processionnaires.

L'Eté (21 juin):

Associé à la saint Jean, l'été arrive avec sa panoplie de bonheur et de promesses. En Provence, chaque localité célébrait ce passage par de mystérieux feux de la saint Jean, qui étaient attisés par les nombreuses danses et farandoles. Lorsqu'on avait enflammé le bûcher la nuit du 23 au 24 juin, il était de coutume de sauter par-dessus le feu en faisant un vœu. Par ailleurs, on profitait de ce moment pour cueillir certaines herbes à la saint Jean pour voir leurs vertus exaltées. Chaque famille constituait ainsi leurs remèdes en prévision d'un hiver rigoureux. Certaines corporations comme les patrons pêcheurs de Marseille, les Chevaliers Hospitaliers de l'ordre de Malte ou les artisans attachaient une importance particulière à la saint Jean. Apôtre de Jésus et frère de Jacques le Majeur, saint Jean fut un des premiers disciples du Christ et l'auteur de l'Apocalypse. Il est souvent représenté accompagné d'un aigle.

Saint Pierre et Paul (29 juin):

C'est avec la fête de saint Pierre et Paul que s'achève le cycle de la saint Jean, grande période de réjouissance en l'honneur du solstice d'été. Saint Pierre était le patron de plusieurs corporations, étant représenté avec les clefs du paradis, comme celle des prud'hommes pêcheurs ou des portefaix*. Saint Paul, quant à lui, était le saint des bavards, en raison de ses qualités de prêcheur.

*portefaix: homme dont le métier était de porter des fardeaux.

JUILLET

Dicton 13

En juillet,

bouto toun bla din toun granié.

***

En juillet,

met ton blé dans ton grenier

Les moissons:

En ce mois de juillet, période de l'année consacrée aux travaux de la moisson, la répartition des différentes tâches était orchestrée de manière particulière. Les riches propriétaires fonciers se faisaient généralement seconder par un « granger », chargé de surveiller les récoltes. Ce maître ouvrier vivait toute l'année à la ferme avec son épouse et, veillait aux ustensiles de la ferme ainsi qu'aux rentrées d'argent de l'exploitation. Il portait les denrées au marché, sa femme quant à elle, s'occupait de la basse-cour et préparait le repas pour tous les autres employés de ferme. le granger et son épouse étaient autorisés à cultiver en jachère, les légumes dont ils avaient besoin pour leur consommation personnelle. D'un autre côté, les fermiers aisés engageaient des valets pour se faire aider aux divers travaux des champs. Selon les besoins, un valet ou un ouvrier à gages était employé au mois ou à l'année, bien souvent nourri et logé par le fermier. Dans cette hiérarchie de main d'œuvre agricole, arrivaient en dernier lieu les journaliers. Chacun avait sa spécialité et parfois plusieurs comme:

- l'homme avec sa charrette et son cheval,

- le laboureur avec son cheval,

- le faucheur (pour les prés ou la luzerne)

- l'émondeur (qui taillait les arbres)

-l'emparédaire qui montait les murs en pierre,

- le moissonneur,

- la servante ...

Compte tenu de la précarité de leur emploi, chaque journalier était payé en fin de journée.

Le 14 juillet, notre fête nationale:

Fêtée partout dans l'hexagone, la révolution française de 1789, donne lieu à de multiples réjouissances. Feu d'artifice et bal populaire sont souvent au programme des festivités de nos villages provençaux. Chaque commune apportant sa touche personnelle à l'organisation de cette manifestation.

Sainte Marguerite (Marina) fêtée le 20 juillet:

Jeune bergère à Antioche, sainte Marguerite voulait se consacrer à Dieu lorsqu'un préfet romain tomba amoureux d'elle et voulut la contraindre à adorer ses dieux. La résistance de la jeune fille le mit en fureur et il la fit précipiter dans l'huile bouillante en l'an 290. Au cours de son martyr, Marguerite demanda que « toute femme enceinte qui l'invoquerait, enfantât sans danger ». Les cieux lui accordèrent cette grâce et les femmes provençales furent nombreuses à invoquer sainte Marguerite pour favoriser leur accouchement. Par ailleurs, le 20 juillet fut un jour favorable pour ramasser certaines plantes aux vertus curatives et pour préparer des remèdes.

Sainte Marie Madeleine (22 juillet):

Marie Madeleine lava de ses larmes les pieds de Jésus, les essuya avec ses cheveux et les enduits de parfum. Dans sa légende, sainte Marie Madeleine pris le large avec ses compagnons sur un bateau sans voile ni gouvernail, qui vint s'échouer sur une plage de Camargue... Sainte Marie Madeleine était également la patronne des jardiniers et de tout ce qui touche au domaine des fleurs.

Sainte Christine (24 juillet):

Fille d'un magistrat romain, et refusant de se sacrifier à Apollon, sainte Christine fut torturée sur l'ordre de son frère: fouettée puis jetée dans le lac de Bolsena avec une meule attachée au cou. Christine ne se noya pas et la roue de pierre lui servit de bouée. On finit par la plonger dans l'huile bouillante, puis jetée aux serpents, on lui coupa la langue et les seins. La pauvre martyre rendit l'âme alors qu'elle n'avait que douze ans. Les provençaux invoquaient sainte Christine pour conserver une bonne vue, en raison de l'épisode de son martyr selon lequel la sainte aurait jeté la langue qu'on lui avait arraché, à la figure de son bourreau qui devint aveugle.

Sainte Anne (26 juillet):

D'après la légende provençale, sainte Anne vécut dans le « pays » et son corps fut découvert un dimanche de Pâques (an 776), dans la cathédrale d'Apt. Ce fut un jeune homme sourd, muet et aveugle, nommé Jean de Cazeneuve, qui creusa le sol du sanctuaire en la présence de Charlemagne. Il découvrit successivement deux cryptes, la première étant l'oratoire de saint Auspice; la seconde abritant le corps de sainte Anne. Les provençales, qui redoutaient la stérilité, invoquaient sainte Anne pour s'assurer d'une belle descendance.

Sainte Marthe (29 juillet):

Sœur de Marie Madeleine et de Lazare, sainte Marthe s'embarqua sur le vaisseau sans voile ni gouvernail après l'Ascension du Christ. Une fois touché terre, sainte Marthe arriva à Tarascon où un terrible dragon (appelé la Tarasque) dévastait le pays et se nourrissait de vies humaines. Pour convertir le peuple de Tarascon, sainte Marthe n'hésita pas à affronter le monstre et en l'aspergeant d'eau bénite, elle parvint à le rendre inoffensif. Ensuite, elle lui passa sa ceinture autour du cou et le ramena en ville, pour y être tué. Ayant servi le Christ de son vivant, sainte Marthe fut choisie comme patronne des ménagères, des servantes et des cuisinières. Dans la région d'Aix-en-Provence et de Marseille, les hôteliers, cabaretiers, gargotiers, pâtissiers ou autres bouchonniers en firent la protectrice de leur corporation. En Provence, quand une personne paraissait incertaine sur l'opinion ou le parti qu'elle devait prendre, on lui disait:

Dicton 14

Martho, qué fas ?

Marthe, que fais-tu?

Et l'indécis ou de l'indécise rétorquait:

M'ingéni!

je m'ingénie!

AOUT

Dicton 15 :

Aost, seca o cosp.

***

Août, sèche la souche.

Les autres métiers:

Personnage incontournable dans le monde rural, le meunier permettait au paysan de moudre son grain. L'utilisation du moulin à vent était soumis à une servitude appelée: la banalité (consistant dans l'usage obligatoire et public d'un bien appartenant au seigneur).En Provence, on comptait bien plus de moulin à vent que de moulins à eaux, ces derniers étant en service seulement six mois par au vu des périodes de sécheresse. Acteurs de la transhumance, nos amis bergers, migrant avec leur troupeau de cabane en cabane, représentaient la solitude de l'homme dans la nature. De la tonte des moutons au pèlerinage à travers les montagnes, le berger fabriquait aussi des fromages et vendait le lait caillé dans les foires. Robuste personnage, le bûcheron passait le plus clair de son temps dans la forêt. Certains, paraît-il, faisaient de curieuses rencontres au coin des bois qui alimentaient le répertoire des conteurs, lors de fameuses veillées. Le boulanger, passé maître dans l'art de fabriquer le pain, était soumis à une hiérarchie composée de trois classes:

- tout d'abord: les maîtres de pelle, pétrisseurs de la première fournée et passeurs au crible;

- ensuite, les pétrisseurs ordinaires;

- pour finir, les mitrons ou garçons boulangers (qui livraient le pain).

Transfiguration (6 août):

Fête qui célèbre l'événement de la Transfiguration, c'est à dire l'apparition du Christ dans la gloire de sa divinité. Les apôtres Pierre, Jean et Jacques virent Jésus « transfiguré », tandis qu'une voix disait : « celui-ci est mon fils bien aimé … » En Provence, dans certains villages les viticulteurs se rendaient à l'autel de la Vierge pour lui offrir les prémices de la récolte du raisin. Ce jour était également favorable à la bénédiction des raisins nouveaux.

Saint Laurent (10 août):

Diacre romain du IIIème siècle, saint Laurent fut forcé de livrer les trésors de son église. Il répondit à cet ordre, en amenant tous les pauvres qu'il protégeait dans le sanctuaire. Son impertinence le mena sur le bûcher où il fut martyrisé. Il aurait demandé à ses bourreaux de le « retourner » pour être bien grillé des deux côtés. Dans un dernier soupir, il s'écria: « me voilà rôti à point ». Invoqué par les provençaux pour soigner les brûlures, saint Laurent était également le protecteur des charcutiers, cabaretiers, gargotiers et cuisiniers de Marseille.

Assomption (15 août):

L'église célèbre en ce jour l'Assomption, commémorant l'enlèvement miraculeux de la Vierge Marie par les anges. En Provence, pèlerinages, messes chantées, processions, jeux et divertissements, étaient à l'ordre du jour en son honneur.

Saint Christophe (21 août):

Martyr légendaire, il aurait porté l'enfant Jésus sur ses épaules pour passer une rivière. Patron des voyageurs et des automobilistes, on l'invoque pour mener à bien un voyage ou un long déplacement.

Saint Barthélemy (24 août):

On fête ce jour saint Barthélémy, l'un des douze apôtres. Il vécut trois ans auprès du Christ et serait mort écorché vif en Arménie. En Provence, certaines communes profitaient de la saint Barthélémy pour organiser une foire agricole, au cours de laquelle on fixait le prix du grain pour toute l'année.

Saint Louis (25 août):

Roi de France né en 1214, saint Louis (ou Louis IX), se distingua pour sa grande piété, son intégrité et sa vertu. Il mourut de la peste au cours de la deuxième croisade, en 1270, sous les murs de Tunis. Il fut le patron de deux corporations marseillaises: les fabricants et marchands de soie d'un côté; et les barbiers, perruquiers, baigneurs, en hommage à la propreté et au soin dont saint Louis avait fait preuve avant de partir en croisade.

SEPTEMBRE

Dicton 16:

Setembre,

se taglia soch pende .

***

En septembre,

on coupe tout ce qui pend.

Saint Agricol (2 septembre):

Moine au couvent de Lérins, saint Agricol devint évêque d'Avignon entre 650 et 700. Il est connu, pour avoir délivré à l'aide de cigognes, son diocèse des serpents qui l'infectaient. Choisi comme patron d'Avignon depuis 1647, saint Agricol était fêté avec faste par la population avignonnaise. En grande procession, les habitants promenaient sa statue hors des murs de la ville… pour le plonger dans une eau de source et le ramenaient en ville, assurés que le saint protègerait la ville pour le reste de l'année. Invoqué par les paysans pour donner de l'eau de pluie, saint Agricol était aussi le protecteur des cigognes et de leur nid.

Nativité de la Vierge Marie (8 septembre):

Ses parents Anne et Joachim, durent attendre vingt années avant d'avoir la joie d'accueillir cette petite fille appelée Marie et qui deviendrait la mère de Jésus. Vénérée dans toute la Provence, la Vierge était honorée avec une grande dévotion le jour de sa nativité, lors d'offices religieux ou de processions.

Saint Ferréol (18 septembre):

On fêtait naguère saint Ferréol le 18 septembre, l'un des patrons de Marseille. Martyrisé à Vienne (Isère), il mourut décapité en 304. Souvent représenté avec des chaînes brisées, il fut le patron des prisonniers.

Saint Matthieu (21 septembre):

Percepteur douanier lorsque Jésus le rencontra, c'est probablement en Perse qu'il mourut. Les habitants d'Aubagne, organisaient tous les 21 septembre une grande foire qui attirait un grand nombre de paysans. A cette occasion, chaque exposant vendait du matériel nécessaire à la vendange, qui s'annonçait belle et proche.

Equinoxe d'automne (22 septembre):

En prélude aux vendanges et au retour de la pluie, l'automne fait son retour dans nos champs et la pluie nous honore de sa visite…

Saint Maurice (22 septembre):

Chef de légion thébaine au IIIème siècle, saint Maurice fut désigné pour aller se battre au nord des Alpes. Cantonnés à Agaune-en-Valais, saint Maurice et ses hommes furent menacés par les armées de l'Empereur Maximien, car ils refusaient de renier leur foi chrétienne. Sans se révolter, saint Maurice et ses soldats déposèrent leurs armes et tendirent un à un le cou à la hache qui les extermina. Saint Maurice devint le patron de Pelissanne, petite commune des Bouches-du-Rhône. Le jour de sa fête, de nombreuses récompenses étaient offertes aux valeureux participants.

Saint Côme et Damien (26 septembre):

Chrétiens d'origine arabe, saint Côme et saint Damien (frères et médecins), soignaient gratuitement leurs patients au nom de Dieu. Ils furent poursuivis, martyrisés puis décapités en Cilicie. Médecins et chirurgiens français se placèrent sous leur protection. A Marseille, les chirurgiens faisaient leurs dévotions ce jour dans l'église de Prêcheurs.

Saint Michel (29 septembre):

On fête aujourd'hui l'archange saint Michel, le plus grand des anges dans les traditions juives et chrétiennes. Bien connu pour avoir terrassé le Dragon, il est représenté aux portails des églises, tenant d'une main sa lance et de l'autre, la balance du jugement dernier. Choisi par certaines corporations marseillaises, saint Michel était le patron des prud'hommes des pêcheurs et le second patron des boulangers. Certaines coutumes provençales considéraient le 29 septembre, jour de la saint Michel, comme une date favorable pour déménager ou prévoir un déménagement.

OCTOBRE

Dicton 17 :

Se l'aigo vèn de la mountagno,

Prend ti li buou

e vai t'en en campagne.

***

Si la pluie vient de la montagne,

Prend tous les bœufs

et va-t'en à la campagne.

Saint Léger (2 octobre):

Evêque d'Autun et martyr de l'époque mérovingienne, saint Léger fut de nombreuses fois opposé au maire du palais de Neustrie: Ebroïn. Le saint fut accusé du meurtre de Childéric II et condamné au martyre. En Provence, les habitants de Saint Chamas fêtent tous les ans saint Léger et organisent des joutes nautiques.

Saint François d'Assise (4 octobre):

Fondateur de l'ordre des Franciscains, fils d'un riche marchand, il rompt avec sa jeunesse dorée en 1206 et s'entoure de disciples. Il se voue à la pauvreté et instaure un ordre religieux en 1209, les « Frères mineurs »; auquel s'ajoute en 1212 un ordre de femmes: les « Pauvres Dames » (ou Clarisses). Après avoir voyagé au Maroc été en Egypte pour convertir les musulmans, François reçoit les stigmates de la passion (1224).

Sainte Tulle (5 octobre):

Les provençaux fêtaient jadis « **sancta Tullia** », sœur de Consorce. Sainte Tulle, née au VIème siècle, était fille de Galla et d'Eucher. Très tôt, elle voulut se consacrer à Dieu et se retira dans une grotte proche de Tetea, son village natal pour mener une vie de recluse. Peu de temps après son décès, les habitants de Tetea bénéficièrent de ses bienfaits. De nombreux miracles furent accomplis près du tombeau de la jeune fille; révélant de ce fait la sainteté de « sancta Tullia ». Le village de Tetea pris ensuite le nom de sainte Tulle.

Saint Denis (9 octobre):

Aujourd'hui, nous fêtons saint Denis, premier évêque de Paris qui mourut décapité sur le mont de Mars (ou mont des martyrs), transformé en Montmartre. Il est presque toujours représenté portant sa tête dans ses mains. Après avoir été décapité, il alla déposer sa tête sur les lieux où l'on bâtit plus tard la basilique Saint Denis. En Provence, saint Denis était invoqué contre la rage, sûrement en raison d'un épisode de son martyr. Avant d'avoir eu la tête tranchée, saint Denis fut mis en présence de bêtes féroces pour être dévoré. Mais celles-ci reconnurent sa sainteté et se prosternèrent à ses pieds.

Sainte Thérèse d'Avila (15 octobre):

Carmélite et mystique espagnole, elle réforma son ordre avec l'aide de saint Jean de la Croix. Elle mourut en 1582, après avoir écrit plusieurs traités mystiques dont le « Château intérieur », comptant parmi les chefs d'œuvre de la langue castillane. En Provence, certaines communes organisaient des processions en l'honneur de sainte Thérèse d'Avila, pour invoquer son pouvoir protecteur contre la peste.

Saint Luc (18 octobre):

Evangéliste né à Antioche, Luc était médecin. Il ne connut pas le Christ, mais écouta les témoins de sa vie. On lui attribua les Actes des

Apôtres. Il reste souvent représenté tenant un livre à la main ou dans la sculpture ou la peinture, il apparaît en compagnie d'un bœuf. Saint Luc devint le patron des peintres et de médecins.

Saint Véran (19 octobre):

Ermite du Vaucluse puis évêque de cavaillon, saint Véran assista au concile de Mâcon en 585 et mourut en Arles vers 590. Selon sa légende, saint Véran aurait vaincu la fureur d'un dragon à Fontaine de Vaucluse. Après l'avoir dompté et enchaîné, il l'emmena dans la forêt du Luberon pour lui demander de ne plus jamais reparaître. Patron de Cavaillon, saint Véran était invoqué pour endiguer les épidémies, pour exorciser les possédés et calmer les fous furieux. Dans des régions plus rurales, il protégeait les bergers et leurs troupeaux.

Saints Crépin et Crépinien (25 octobre):

Originaires de Rome, les frères Crépin et Crépinien eurent mission d'évangéliser la région de Soissons. Ils exerçaient la profession de cordonniers, lorsqu'ils furent arrêtés et torturés. En Provence, saint Crépin était fréquemment représenté dans les églises et certaines rumeurs affirmaient que la statue de saint Crépin... parlait! La corporation des cordonniers et bottiers se plaça sous le patronat de saint Crépin.

NOVEMBRE

Dicton 18:

Qu quitto pas le doou quand fou,

lou quitto pas quand voou.

***

Qui ne quitte pas le deuil quand il faut,

ne le quitte pas lorsqu'il le veut.

Toussaint (1ᵉʳ novembre):

La fête de la Toussaint fut instituée en 835 pour célébrer l'anniversaire de la transformation du Panthéon de Rome en ossuaire des saints martyrs. Le 2 novembre marquait, à l'origine, la fête de tous les morts sans distinction. Aujourd'hui les deux fêtes sont confondues, et l'Etat a décrété férié le jour de la fête de Toussaint pour célébrer la mémoire de soldats morts pour la patrie. La tradition provençale voulait que le repas du soir de la Toussaint soit consacré à évoquer les morts. Chaque famille racontait les mérites de ses ancêtres; on priait pour eux autour de la table sur laquelle étaient déposés la bouteille de vin cuit et les châtaignes. Le 1ᵉʳ novembre marquait l'échéance de nombreux contrats de fermiers et de métayers, ainsi que le paiement des rentes. Si on avait l'habitude de ne pas travailler le jour des morts, la chasse était aussi interdite le jour de la Toussaint, respectant ainsi le silence des morts.

Saint Martin (11 novembre):

Soldat, saint Martin se fit baptiser à Amiens , où il aurait partagé son manteau avec un pauvre. Fondateur de nombreux monastères (Ligugé et Marmoutier) et évêque de tours, il fut l'artisan de l'apostolat rural en Gaule au

IVème siècle. Très populaire en Provence, cette fête marque le commencement de l'hiver et dans le domaine viticole, l'occasion de goûter le vin nouveau et de manger l'oie de la saint Martin. Il devint le patron des marchands de vins et des meuniers.

Présentation de Marie (21 novembre):

L'Eglise fête depuis 1372, la présentation de la Vierge Marie par ses parents au temple, 80 jours après sa naissance.

Sainte Cécile (22 novembre):

Au lendemain de ses noces qui lui furent imposées, sainte Cécile convertit son mari Valentinien et s'engagea avec lui à vivre dans la chasteté. Leur vie commune s'avéra de courte durée, le couple fut martyrisé peu après (IIIème siècle à Rome). Sainte Cécile devint au fil du temps, patronne des musiciens.

Sainte Catherine (25 novembre):

Sainte Catherine vécut au IVème siècle, fille du roi d'Arménie, elle se consacra très jeune à l'étude et parvint très vite à un haut niveau littéraire et scientifique. Condamnée pour sa foi en Dieu, elle fut suppliciée dans une machine composée de roues et de lames. Toutes les jeunes filles provençales s'adressaient à sainte Catherine pour obtenir le mariage. La date était moins joyeuse pour les jeunes filles qui atteignaient l'âge de 30 ans appelées pour la circonstance «catherinettes», coiffant sainte Catherine en allant déposer un bonnet sur la tête de sa statue.

DECEMBRE

Dicton 19:

En hiver, partout ploou ;

en estiou, ounte Diou voou.

***

En hiver, il pleut partout ;

en été, où Dieu le veut.

Saint Eloi (1ᵉʳ décembre):

D'après sa légende, saint Eloi était forgeron. Très orgueilleux, il se prétendait maître, ainsi mentionné sur son enseigne. Surchargé de travail, il dut faire appel à un apprenti pour le seconder. Pour ferrer le cheval plus commodément, le jeune second avait scié la jambe de l'animal, placé le fer correctement et... remit en place la jambe! Touché dans sa fierté, Eloi se mit en tête d'en faire autant, lorsqu'un seigneur lui amena un cheval à ferrer. Malheureusement, il ne réussit pas à remettre en place le membre scié de l'animal. Il fit donc appel à son apprenti pour sauver la monture du seigneur. Eloi reconnut ensuite le Christ et compris la leçon d'humilité qui lui avait été donnée. Il brisa son enseigne! Très populaire en Provence, saint Eloi était fêté par les paysans en tant que protecteur des chevaux, mulets et des ânes. Tous les corps de métiers qui avaient rapport aux chevaux et aux mulets se placèrent sous sa protection: forgerons, maréchaux-ferrants, selliers, muletiers, bridiers et carrossiers.

Sainte Barbara (4 décembre):

Fêtée de nos jours sous le nom de Barbara, sainte Barbe était jadis très populaire en Provence. Belle et courtisée par de nombreux prétendants,

Barbe refusa les honneurs et les avances, pour se consacrer à Dieu. Elle se fit baptiser contre la volonté de son père, qui la fit enfermer dans une tour. Il la livra plus tard aux bourreaux et avec eux, la martyrisa. Lorsqu'elle fut sur le point de rendre l'âme, un orage éclata et la foudre vint frapper à mort ses bourreaux. Dans toute la Provence, on se mit à invoquer sainte Barbe contre les orages. Le 4 décembre, les provençaux mettaient des grains de blé et des lentilles dans une soucoupe pleine d'eau. Si le 25 décembre, les grains de blé avaient germé, la moisson serait bonne. Dans le cas contraire, il fallait s'attendre à de piètres moissons. Sainte Barbe devint la patronne des compagnies armées: artilleurs, sapeurs et pompiers.

Saint Nicolas (6 décembre):

Evêque de Myre en Lycie, il mourut en l'an 342. Orphelin, sa légende dit qu'il distribua tous ses biens pour se consacrer à Dieu. Patron de la Russie et de tous les enfants du monde chrétien, il bénéficie d'un culte très populaire. Sous le nom allemand de « Santa Claus », il est à l'origine du Père Noël. En Provence, il était le protecteur des mariniers qui passaient par Avignon (un des piliers du pont abritait à une époque la statue de saint Nicolas), qui ne manquaient pas de le saluer.

L'Immaculée Conception (8 décembre):

L'Eglise fête aujourd'hui l'Immaculée Conception pour célébrer la naissance de la sainte Vierge, qui fut préservée du péché originel. De nombreuses communes provençales avaient choisi la date du 8 décembre pour faire leur fête patronale.

Sainte Lucie (13 décembre):

On célèbre aujourd'hui sainte Luce, martyrisée en 304 sous Dioclétien. Au moment où ses bourreaux l'égorgèrent, on assista à une profusion de prodiges. A Marseille, sainte Luce était la patronne des armuriers qui organisaient leur fête dans l'église des Capucins. Tous les 13 décembre, ils élisaient leurs syndics. En référence au patronyme romain « Lucianus », issu de « Lux » (la lumière), la sainte Lucie marque le retour de la lumière pendant la période hivernale d'obscurité.

Noël (25 décembre):

L'Eglise fixa au 25 décembre (à partir du IVème siècle), la fête de la Nativité du Christ à Bethléem. Certaines coutumes racontent que l'usage de manger de la dinde à Noël, remonterait à l'époque du Roi René. Depuis le soir du 24 décembre, jusqu'à la nouvelle année, la bûche de Noël se consumait à petit feu. Les familles prenaient soin de ne pas jeter les cendres, auxquelles on attribuait de précieuses vertus. Les paysans se rendaient ensuite dans les champs, pour répandre un peu de cendre, là où devait bientôt pousser le grain, qui assurerait la subsistance de toute la famille.

Saints Innocents (28 décembre):

La Chrétienté fête aujourd'hui la mémoire des Saints Innocents, ces enfants de moins de deux ans massacrés en Judée par Hérode, qui espérait ainsi faire périr le Messie annoncé par les mages.

Saint Sylvestre (31 décembre):

La fête qui annonce une nouvelle année, communément appelée de nos jours « réveillon du jour de l'an ». La cérémonie des vœu» commence après le Douzième coup de Minuit …

5ème PARTIE: Mes anecdotes

Les cinq sens revivifiés !

En plus d'une vue perçante, d'un toucher plutôt poignant, d'une ouïe fine, d'un goût bien affuté et d'un odorat hautement développé, le rural même s'il se perd dans des détails ne néglige pas son sens de l'orientation ; et même s'il fend des bûches… il aime aussi se fendre la pêche et mettre en avant son sens de l'humour.

Deux capacités complémentaires indispensables, d'abord se repérer dans la forêt, ensuite pour « prendre à la légère les impératifs de la vie ». Avant l'école, on parlait beaucoup car on ne savait pas écrire. Il fallait donc faire preuve d'une bonne mémoire pour se rappeler de tout.

L'enseignement et la connaissance du milieu agricole se propageait de manière orale, comme le vent sème les graines à travers champs. Certes, on en revient aussi au berger avec sa connaissance druidique de la nature et de son environnement.

C'est vrai qu'on utilisait le papier… mais pour un tout autre usage !

L'information passait par la parole, même si elle était parfois filtrée par un esprit farceur redoublant d'imagination. Dans les cafés, près des fontaines, sur les bancs publics, autour d'un feu ou d'un repas, les « anciens » racontaient des histoires.

Aujourd'hui on appellerait ces récits, des blagues parce qu'on ne les prend plus au sérieux. Pourtant, « il y du vrai » aurait ajouté mon grand-père, éminent spécialiste des histoires de chasse.

Et bien, je vais vous en raconter une « vraie », une anecdote qui commence au « bistrot « et qui se termine 35 kilomètres plus loin.

« Dans les années 50, à Manosque (qui n'était à l'époque qu'un village agrandi), mon grand-père Prosper Vallet et son ami Emile Lazard se retrouvèrent au bar Pernod. Vers 21 heures, alors que l'apéritif battait son plein, les deux compères décidèrent d'aller à Riez… à pied.

Partis vers 22 heures, ils arrivèrent dans la cité romaine à 5 heures du matin!» Imaginez l'époque et les chaussures que nos marcheurs avaient, en plus la route de Manosque à Riez, en passant par Valensole… bonjour les dénivelés. Emile Lazard avait 61 ans et Prosper Vallet 57 ans.

Peu de temps après cet exploit, ils sont partis à Moustiers ! La voilà, La magie de nos campagnes, cette récolte d'humour bien engrangée au fond de nos cœurs.

Enroulée comme un foulard de dérision autour du cou de ce monde dit civilisé, moderne et technologique ; c'est la métaphore qui sort de nos bouches pour illuminer un moment, un court instant de joie… parce qu'on rigole pour un rien. Si on préfère se fendre la pêche, c'est aussi pour enlever le pépin de sérieux et de rigueur qui habite notre monde en crise perpétuelle, notre société en ébullition économique, notre plan de circulation à feux rouges, notre modernité concentrée dans un ordinateur !

Peut-être verrons-nous prochainement la naissance d'une nouvelle science provençale : la zygomantique !

Après ces quelques clichés d'époque, coupures de journaux ou images représentatives d'une fanfaronnade, ça fait du bien de retrouver la simplicité et les expressions d'antan. Entre les Rois Mages et roitelets, il me fallait trouver une palabre pour cloturer cet ouvrage entièrement dédié aux amis de mère nature.

En creusant dans ma mémoire de manosquin, quelques palabres en provençal résonnent avec allégresse ; c'est à la tonitruante expression « Agante Chouas », porteuse d'exubérance et de vivacité, que je vais laisser le mot de la fin.

Allez encore une fois « Agante Chouas ! »

Le mot de la Fin

Merci d'avoir parcouru ce livre. Si vous l'avez apprécié, n'hésitez pas à le partager.

Le site WWW.PROVENCEDOC.COM est à votre disposition pour tout ce qui concerne les traditions.

Illustrations générales

Illustrations humour

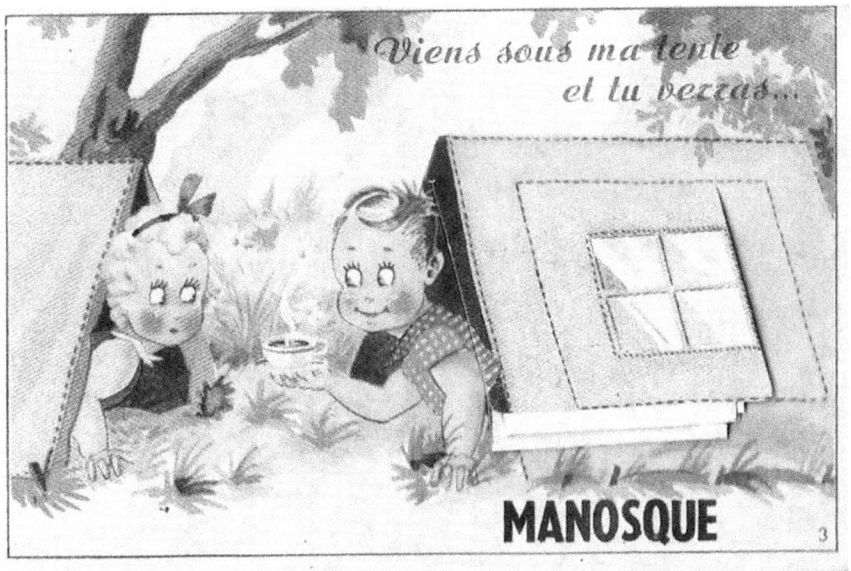

Figure 2 - camping carte postale des années 60

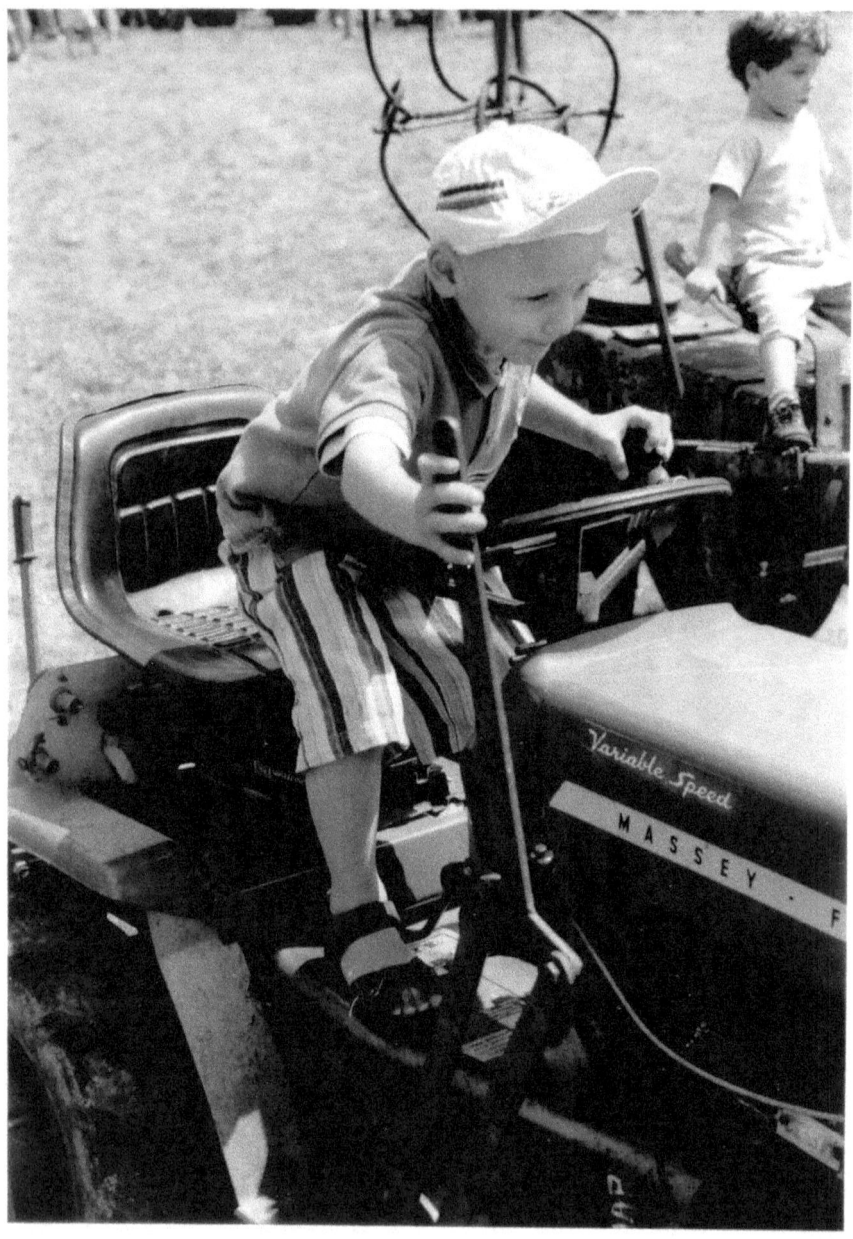

Figure 3 - foire aux moissons-dans-les-Alpes-de-Haute-Provence

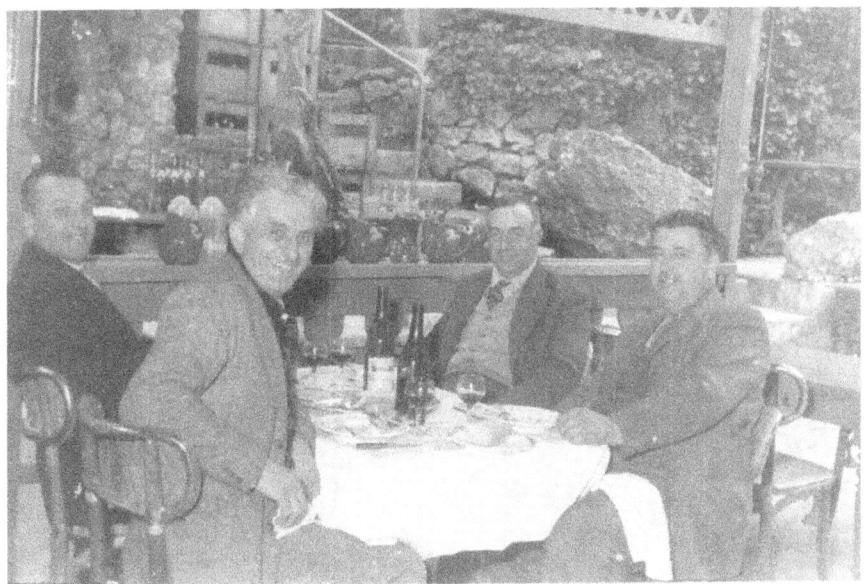

Figure 4 - la-convivialité-d'un-repas-entre-amis

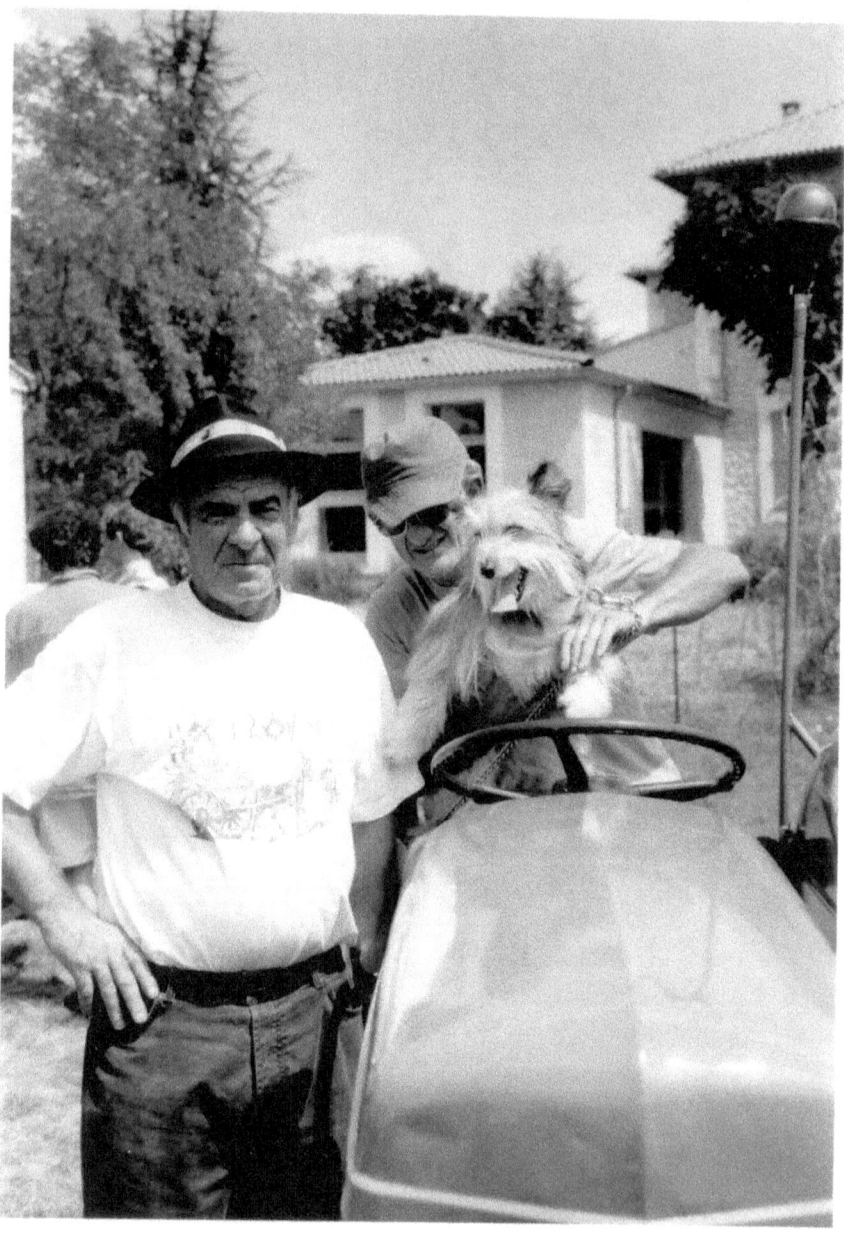

Figure 5 - toutou-et-ses-maîtres-posant-sur-le-tracteur

Illustrations terroirs

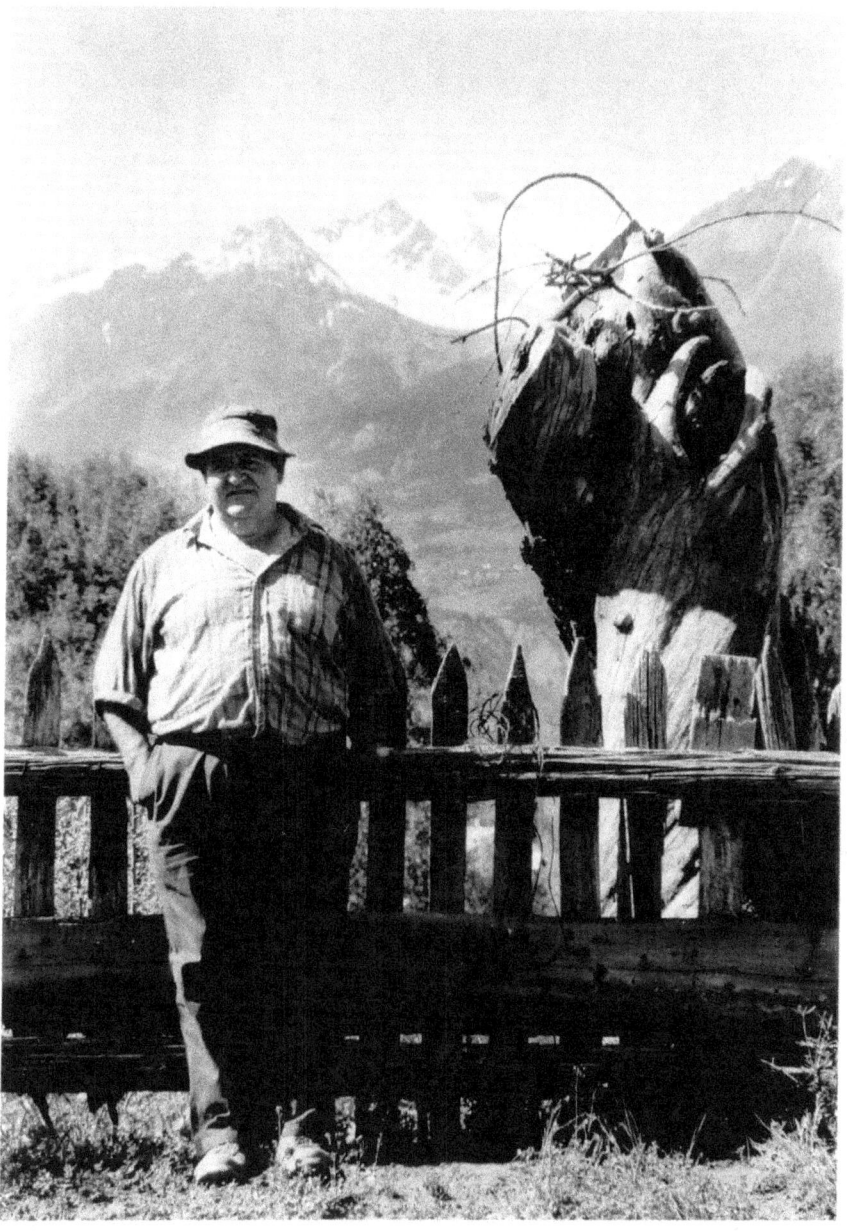

Figure 6 - Albert-Dusserre-agriculteur-dans-les-Alpes

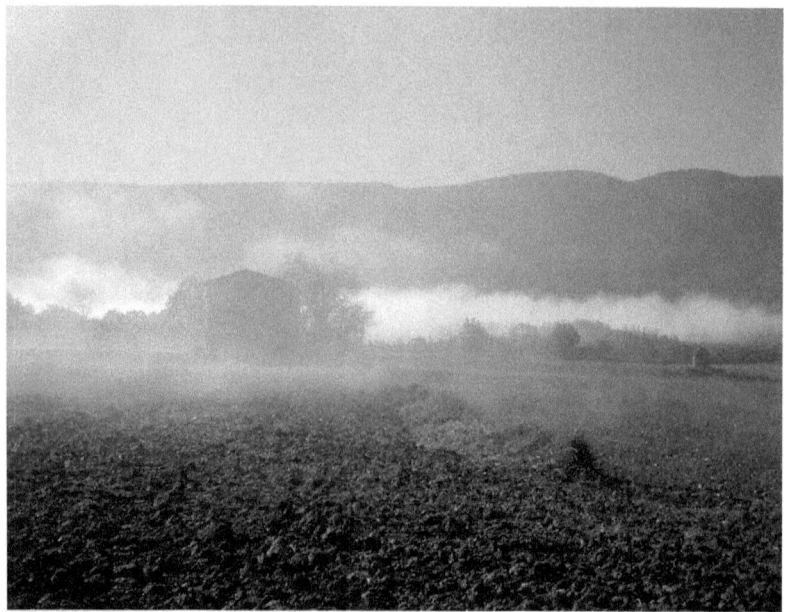

Figure 7 - cabanon entre brume et brouillard du côté de Céreste

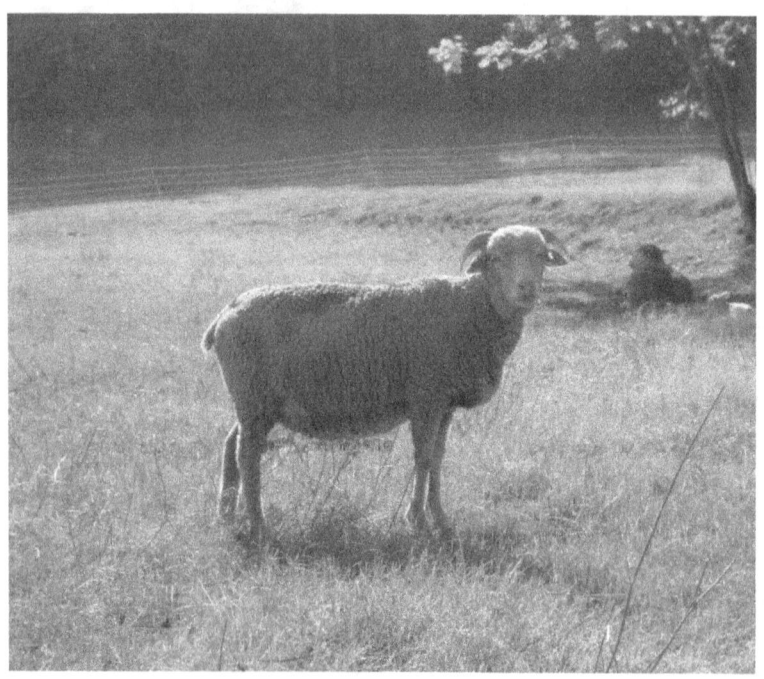

Figure 8 - dans-les-pâturages-des-Alpes

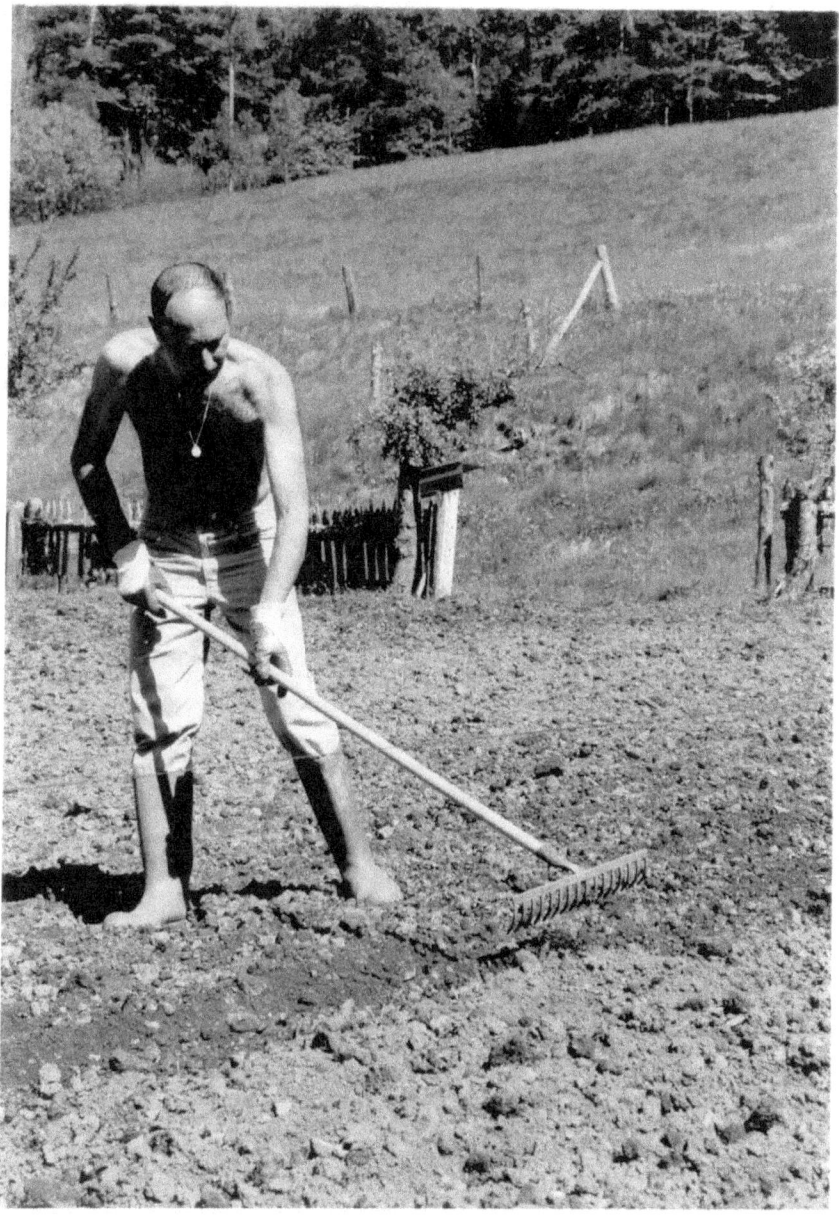

Figure 9 - jardinage-et-plantations-(1)

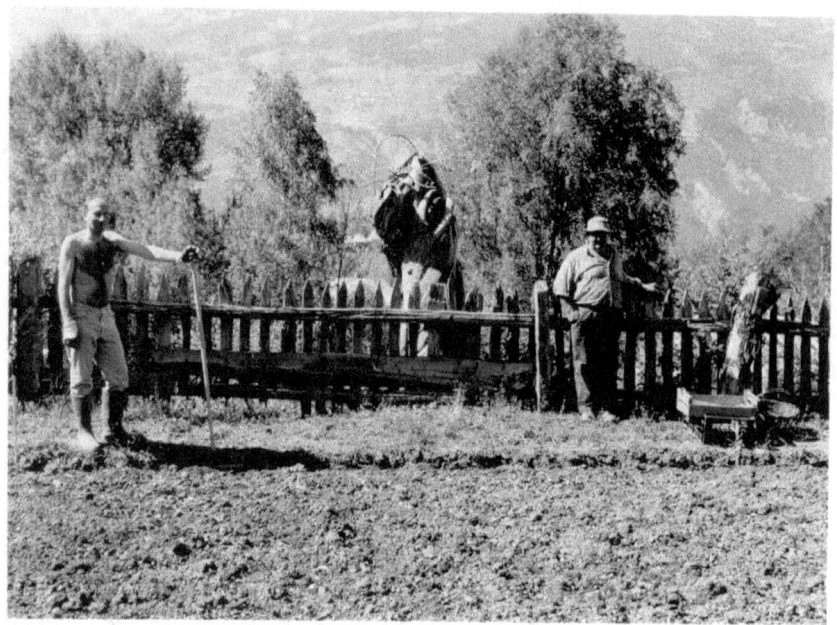

Figure 10 - jardinage-et-plantations-(2)

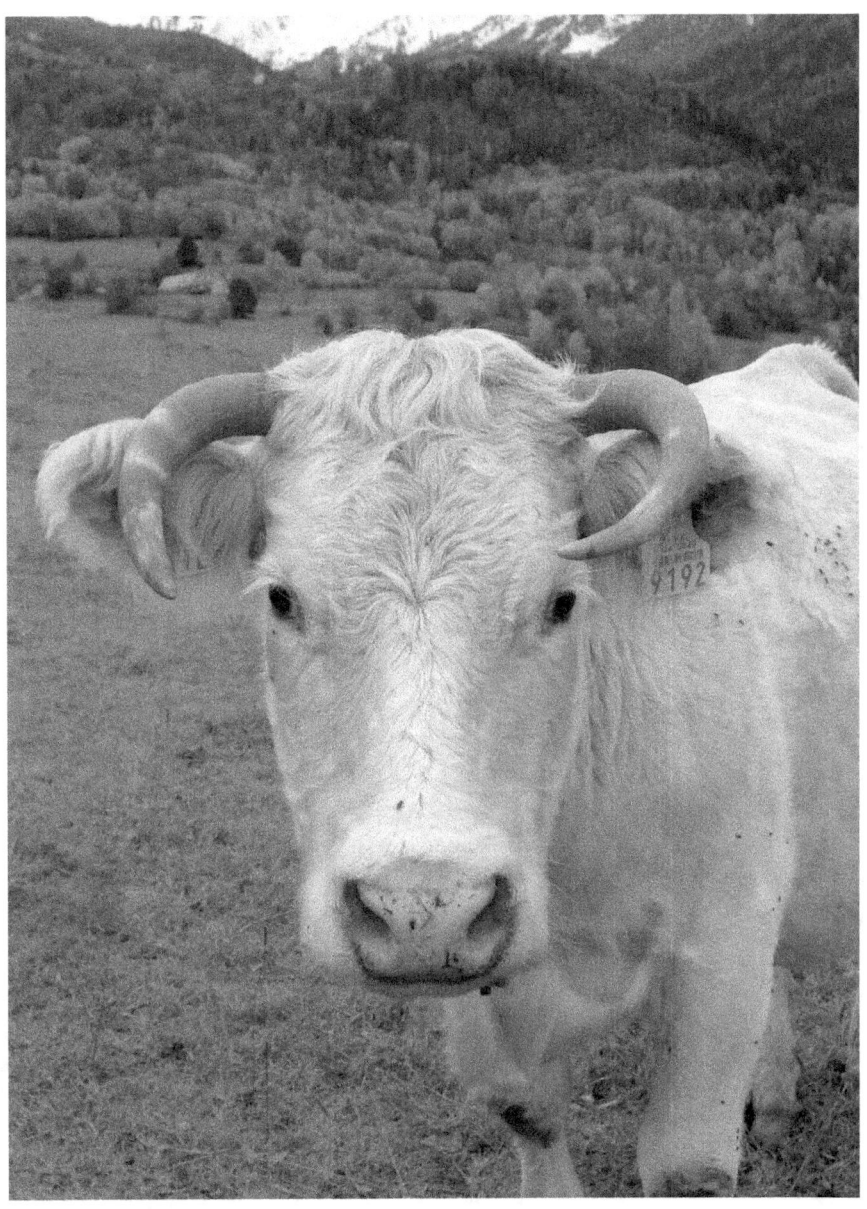

Figure 11 - laitière-des-Hautes-Alpes-(1)

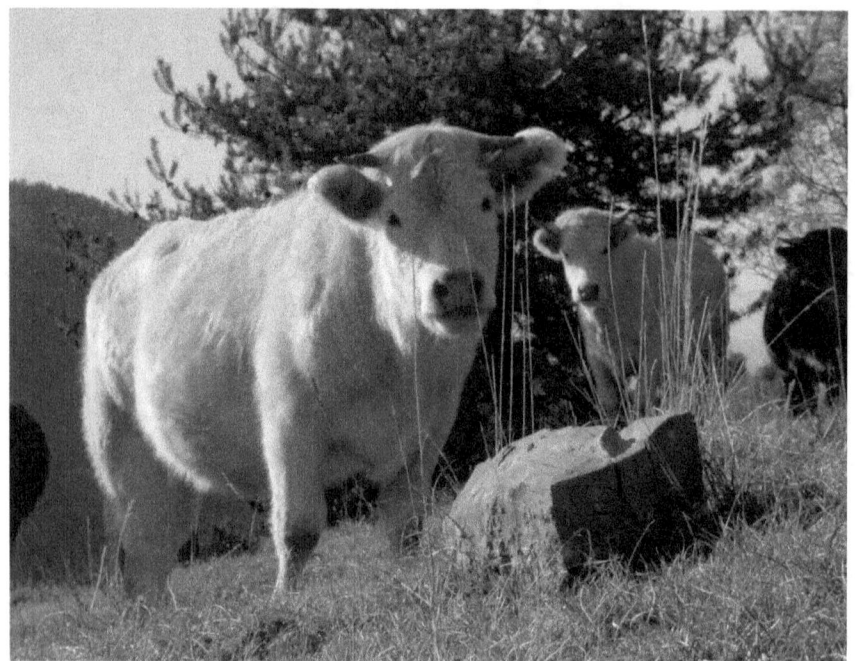

Figure 12 - laitière-des-Hautes-Alpes-(2)

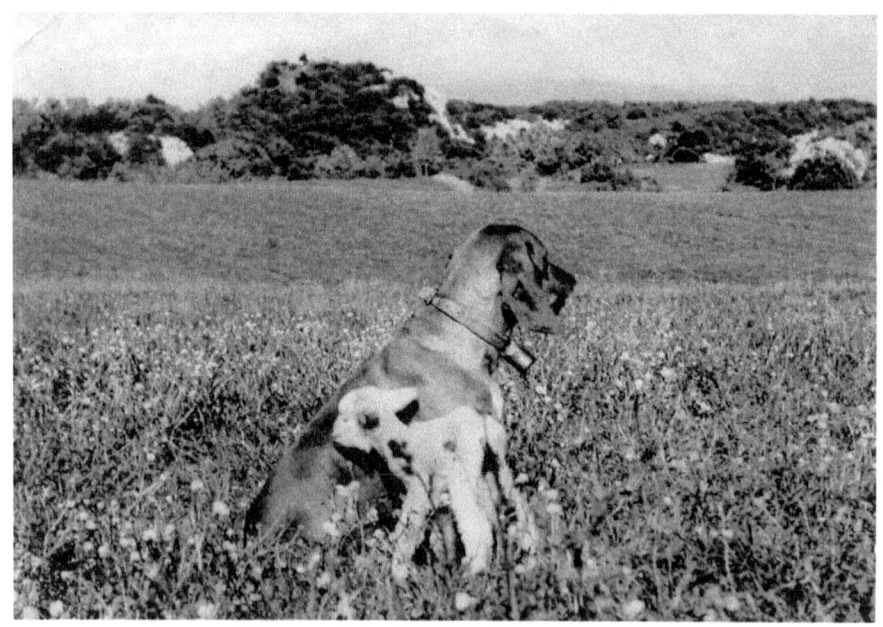

Figure 13 - le-chien-et-l'-agneau-dans-la-campagne-alpine

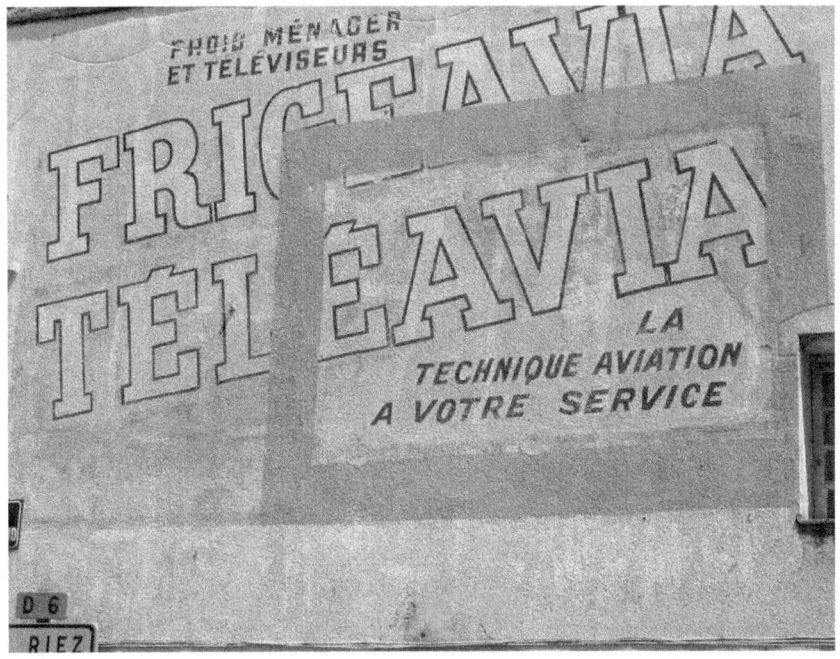

Figure 14 - le-début-de-la-modernisation

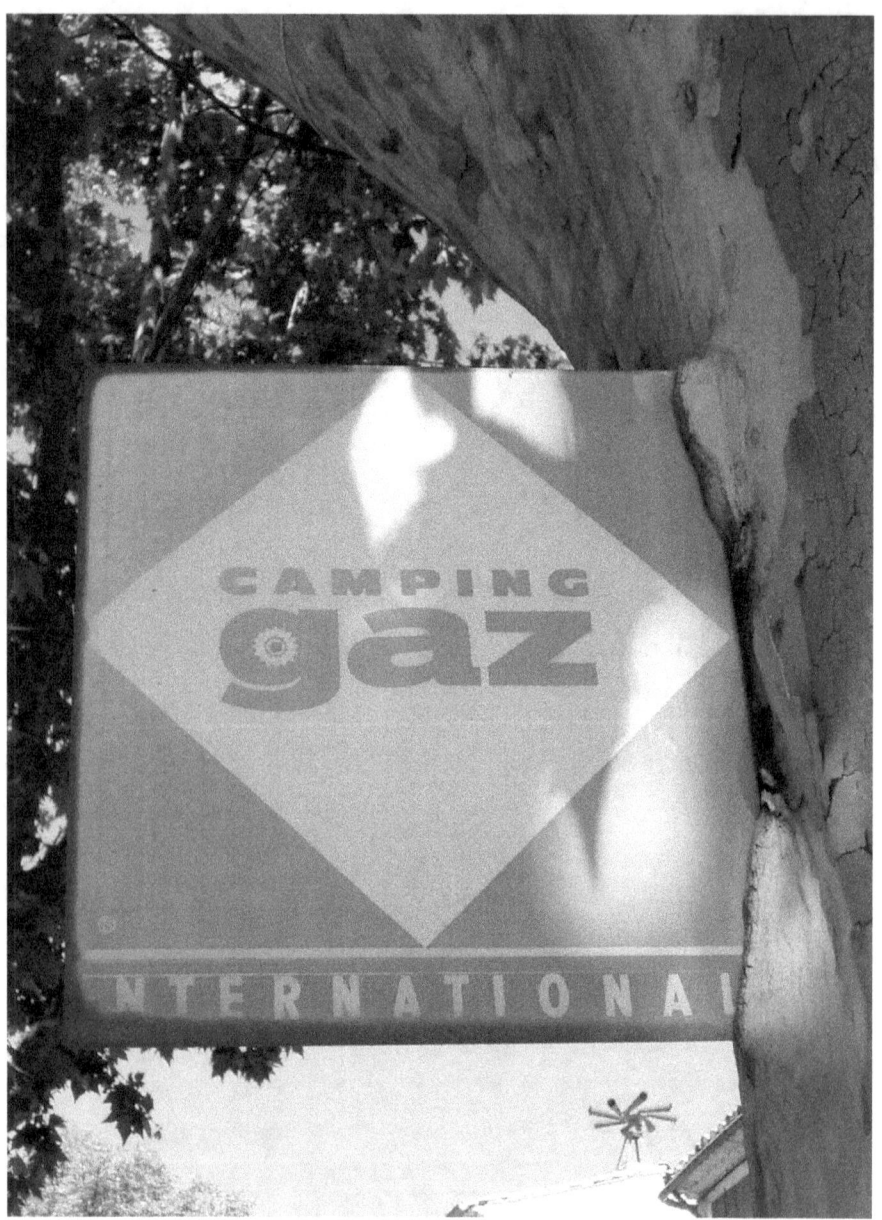

Figure 15 - les-débuts-du-camping

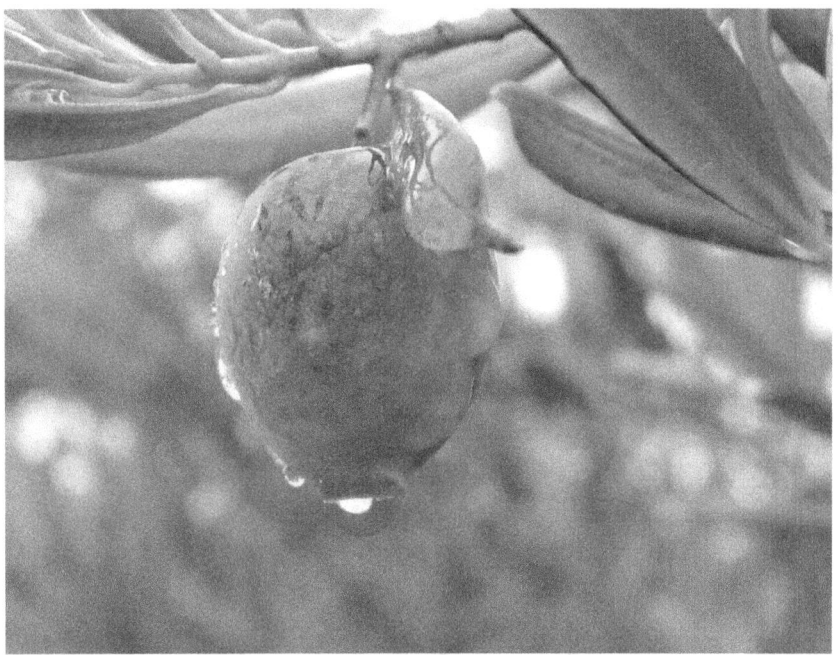

Figure 16 - l'olive-du-mont-d'or-sous-la-pluie

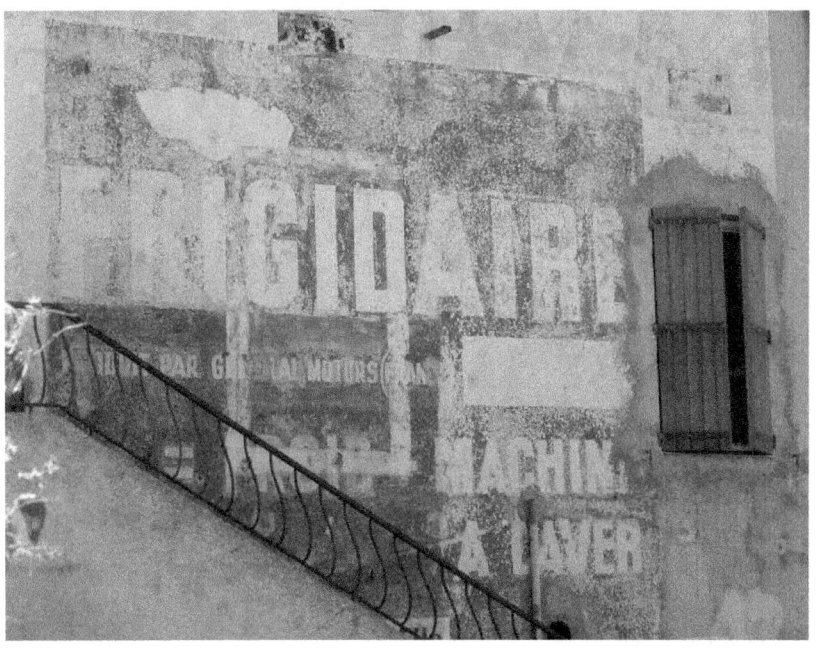

Figure 17 - l'ouverture-sur-le-froid-et-confort-dans-les-demeures

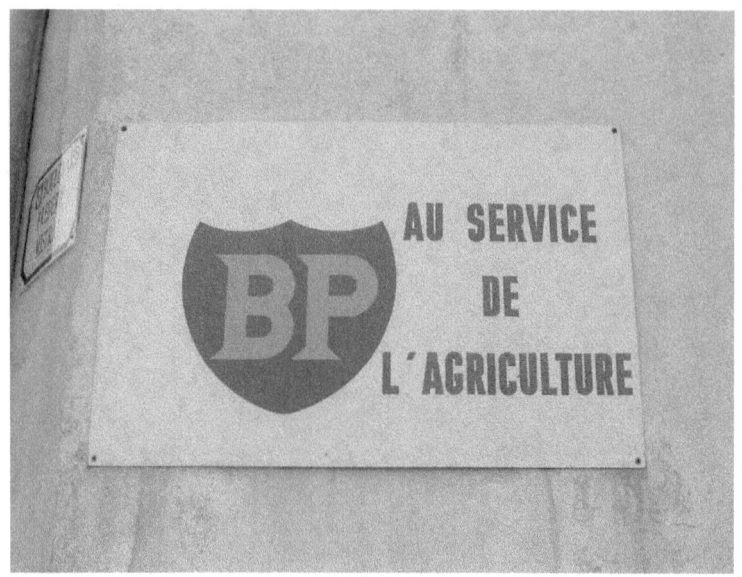

Figure 18 - publicité-des-années-60

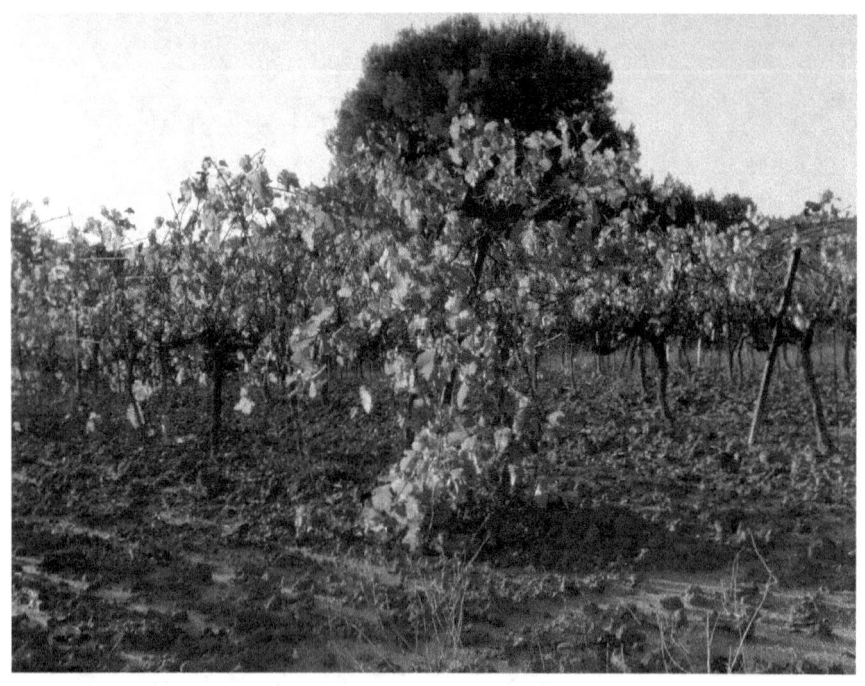

Figure 19 - vigne-après-Pierrevert

Illustrations us et coutumes

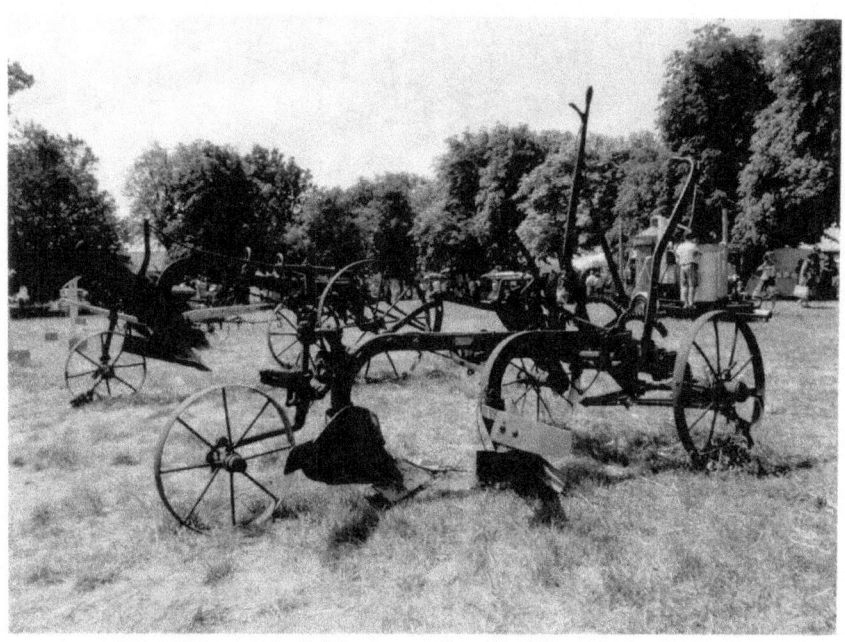

Figure 20 - instruments-pour-du-gros-labour

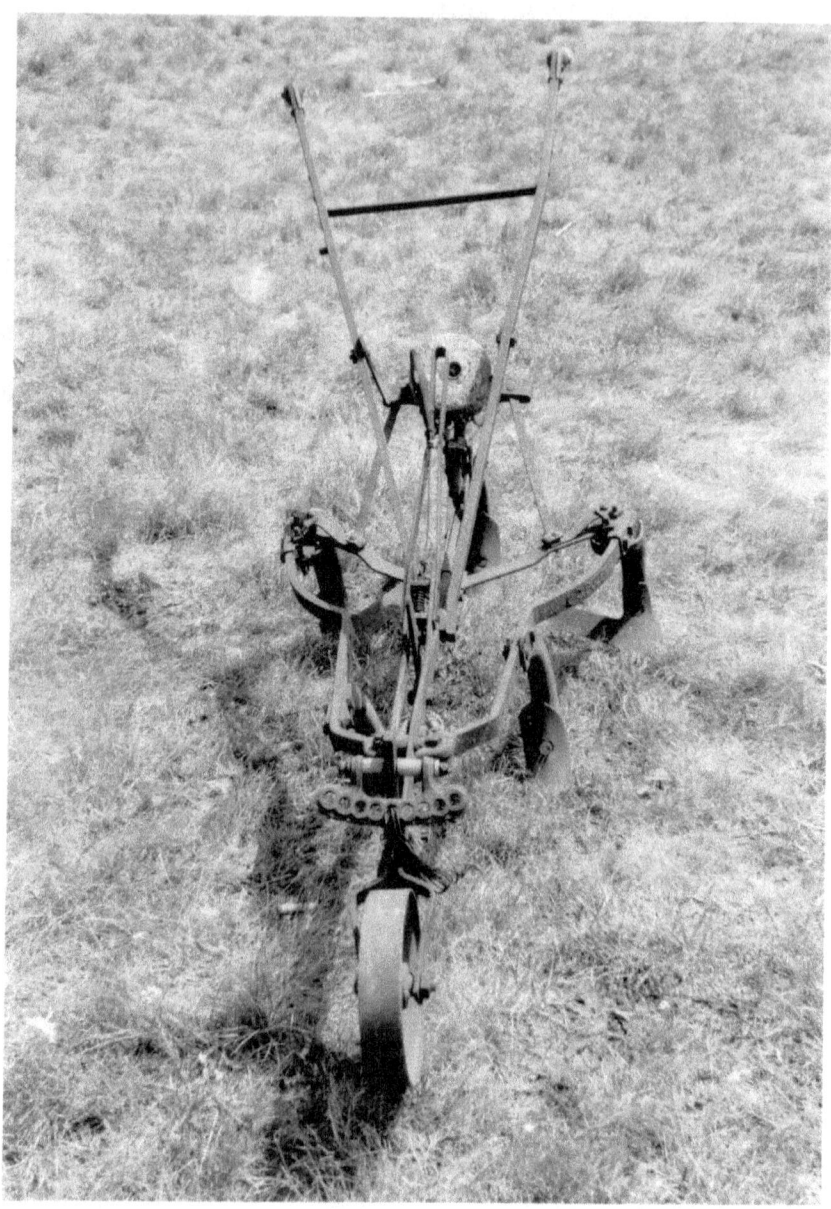

Figure 21 - la-charrue...-avant-les-bœufs

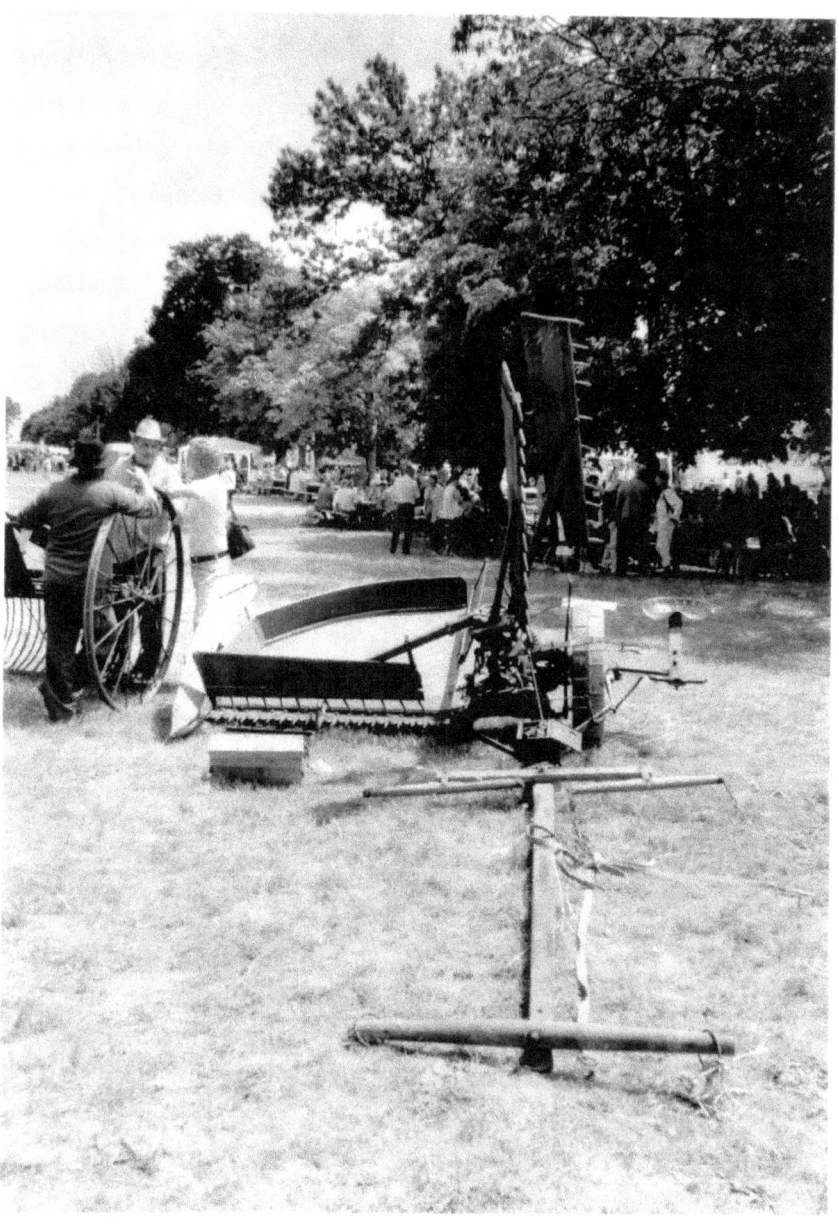

Figure 22 - la-faucheuse

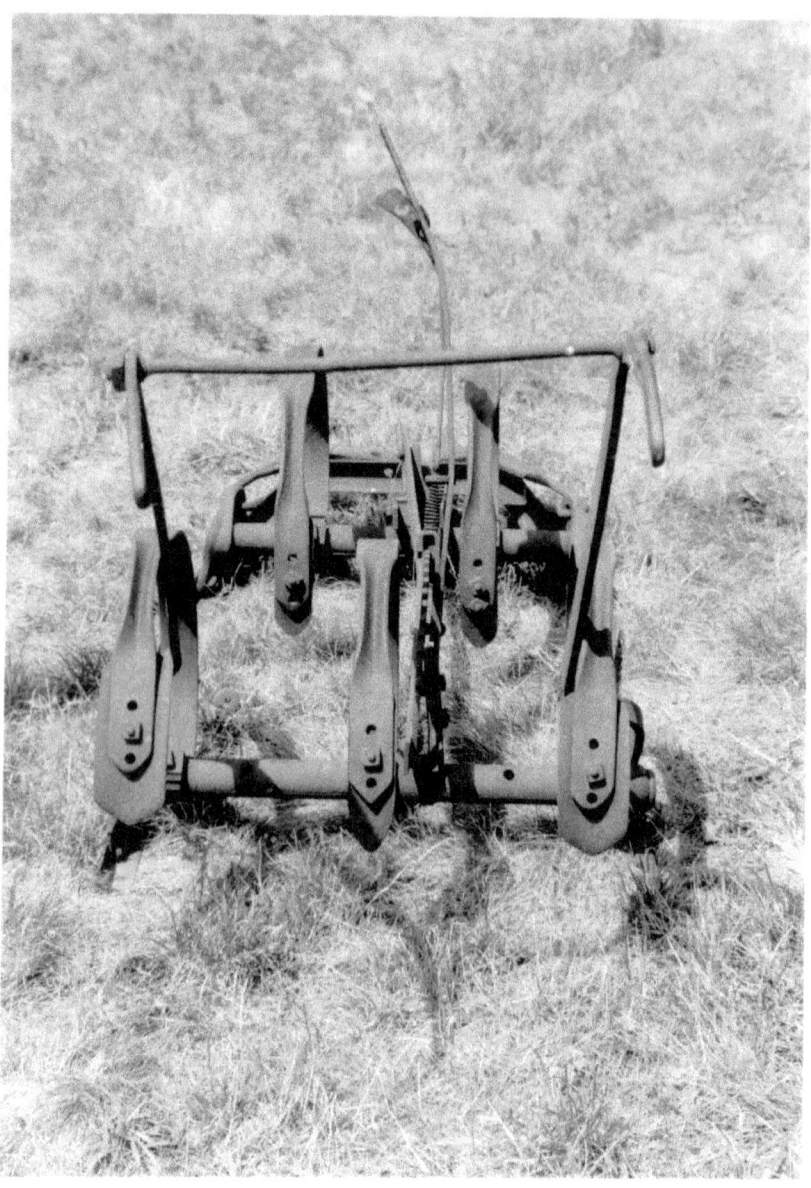

Figure 23 - l'age-du-fer-et-le-labour

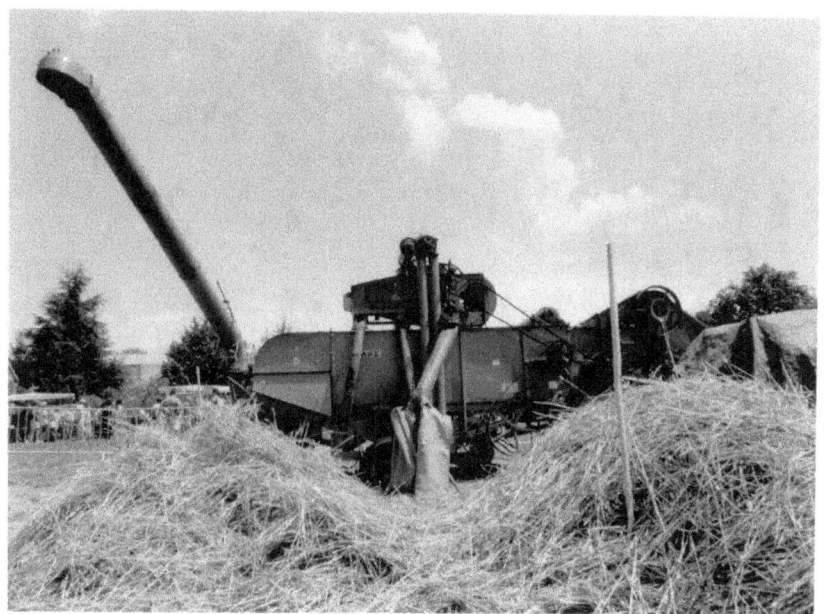

Figure 24 - la-grande-moissonneuse-batteuse

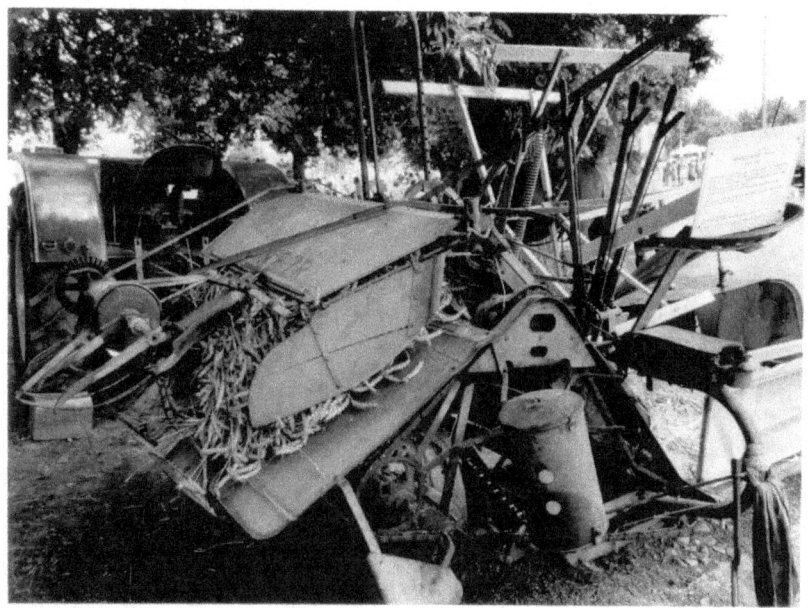

Figure 25 - la-moissonneuse-lieuse

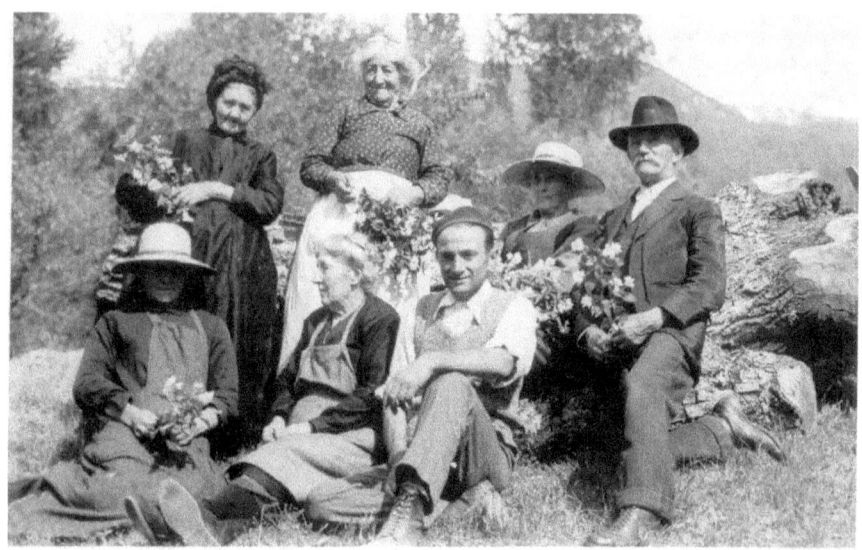

Figure 26 - photo-après-la-cueillette

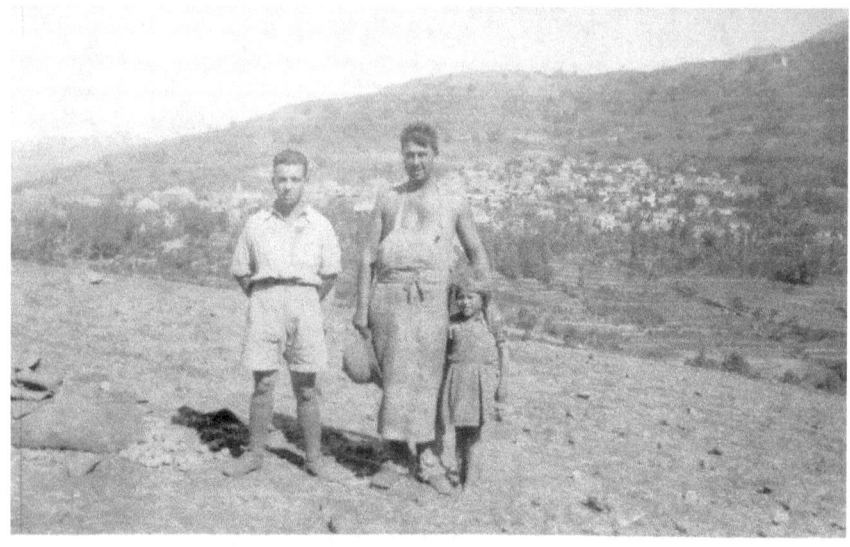

Figure 27 - photo-dans-un-champ-de-patates

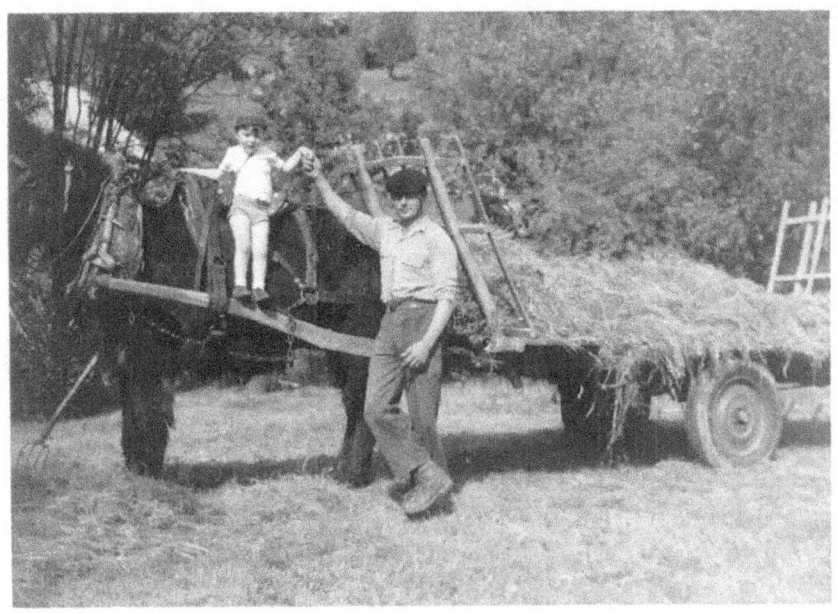

Figure 28 - pose-sur-le-cheval-pendant-le-ramassage-du-foin

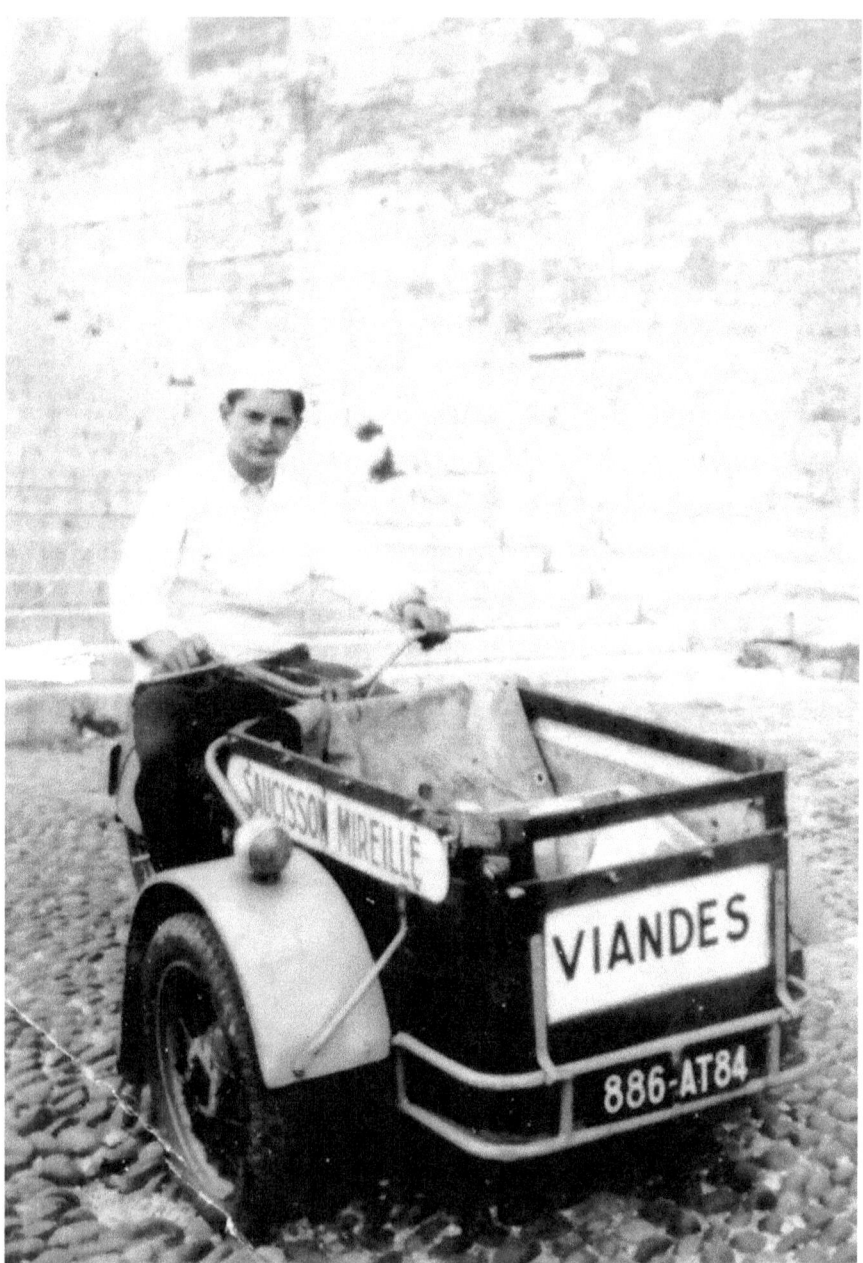

Figure 29 - saucisson-Mireille

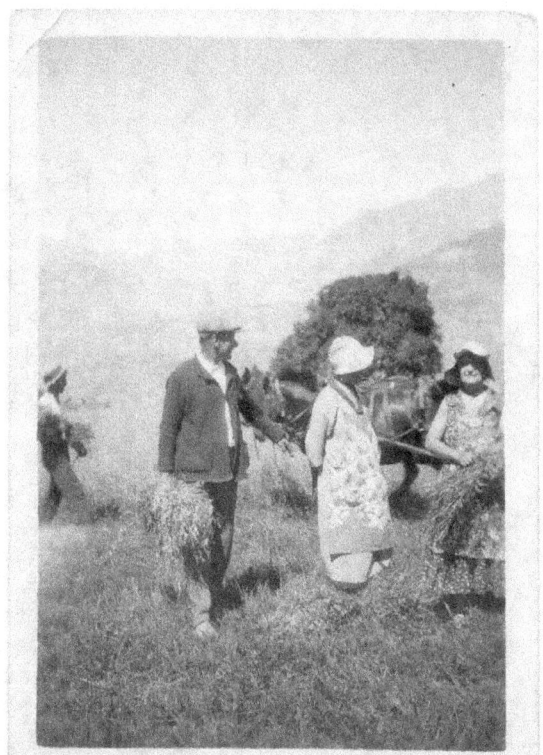

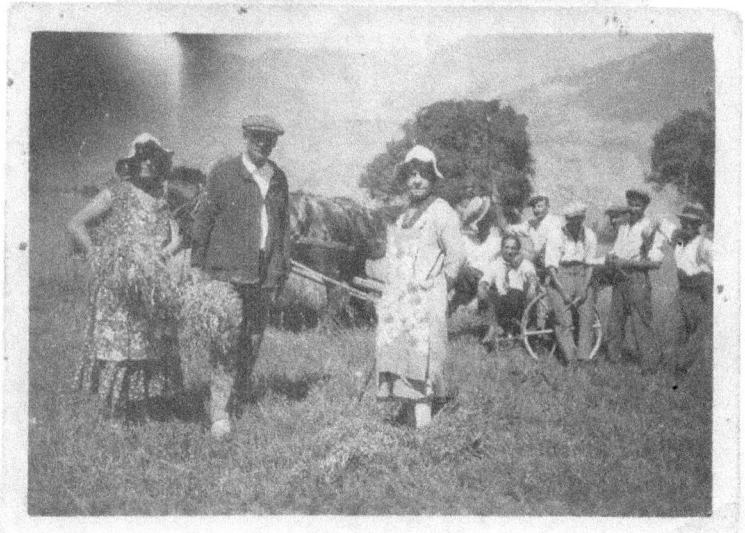

Figure 30 - scène-de-nos-campagnes-pendant-l'été

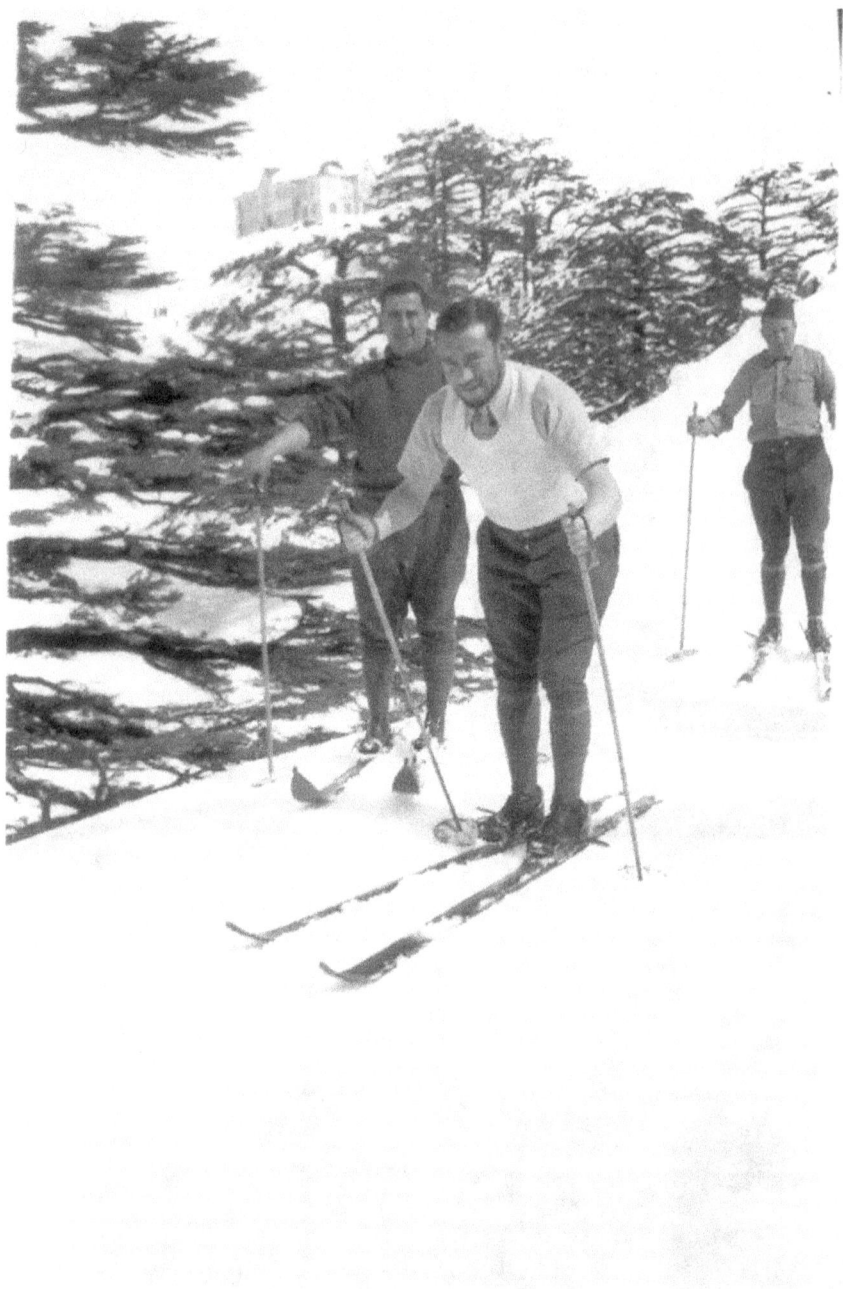

Figure 31 - ski-dans-les-années-50

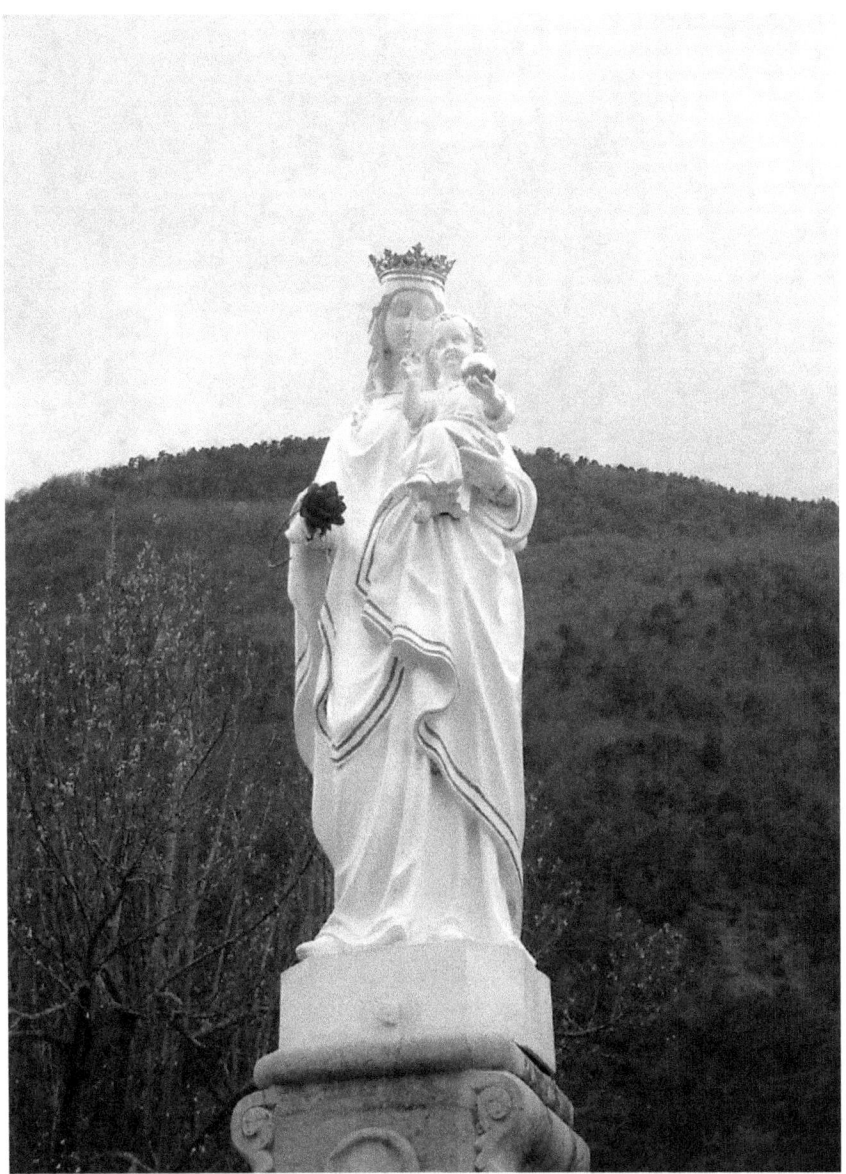

Figure 32 - statue-d'une-Vierge-près-de--Beaumont-de-Pertuis

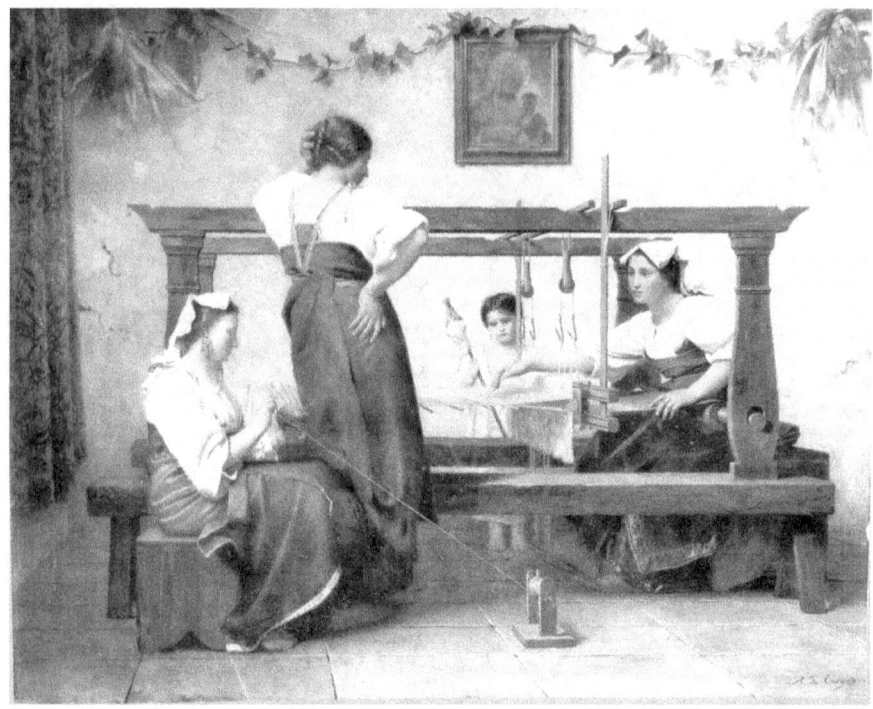

Figure 33 - tissage

vieux articles presse & documents d'époque

L'affaire du sanglier "confisqué"

Les "incorruptibles" sont peut-être allés un peu loin, car le chasseur de grives se trouvait en état de légitime défense...

Suite au fait divers relaté dans notre dernière édition générale et concernant la « confiscation » d'un sanglier qui avait été abattu par une décharge de petits plombs, plusieurs chasseurs nous ont fait connaître leur sentiment et nous ont fait remarquer notamment que la bête, au moment où un chasseur de grive qui porta un coup de grâce, avait déjà été traversée de part en part par une balle tirée par un des chasseurs de la battue. On peut donc estimer que de toutes façons, ce sanglier aurait rendu l'âme. En effet, le projectile avait pénétré l'arrière-train du « solitaire » et était ressorti au niveau du garot. Selon ces chasseurs, seule une autopsie aurait permis de déterminer l'origine exacte de la mort et ce n'est

que sur avis d'un vétérinaire que les gardes auraient pu dresser procès-verbal et emporter le gibier. Mais selon une deuxième théorie qui est tout aussi acceptable, le chasseur en poste aux grives avait bel et bien le droit de faire feu sur le sanglier, n'eut-ce été que pour se protéger d'un animal réputé dangereux quand il est blessé ou protéger son chien d'arrêt que, dans un ultime sursaut, la bête agonisante aurait pu découdre d'un coup de groin. Il se serait agi en quelque sorte d'un cas de légitime défense.

Enfin, toujours selon une opinion très répandue dans les milieux cynégétiques les plus compétents, les chasseurs en battue au sanglier sont tenus de poursuivre eux-mêmes et de rattraper une bête mor-

tellement blessée. C'est ce qu'ils faisaient en l'occurrence. Et dès lors, ils n'étaient pas responsables des coups de feu qui auraient pu « saluer », blesser ou achever la bête traquée. Tous ces développements concluent au zèle excessif des gardes fédéraux, ces vigilants défenseurs de la faune et des règlements en matière de chasse qu'on ne surnomme pas pour rien les « Incorruptibles ». Quoi qu'il en soit, ces théories morte, car à l'heure qu'il est risquent de demeurer lettre le sanglier mijote probablement sous forme de daube à l'hôpital de Digne. Nous souhaitons bon appétit et bénéficiaires en leur conseillant cependant de faire attention aux petits plombs, s'ils ont la dentition fragile.

Joël B.

Figure 34 - article-de-presse-sur-un-sanglier-confisqué

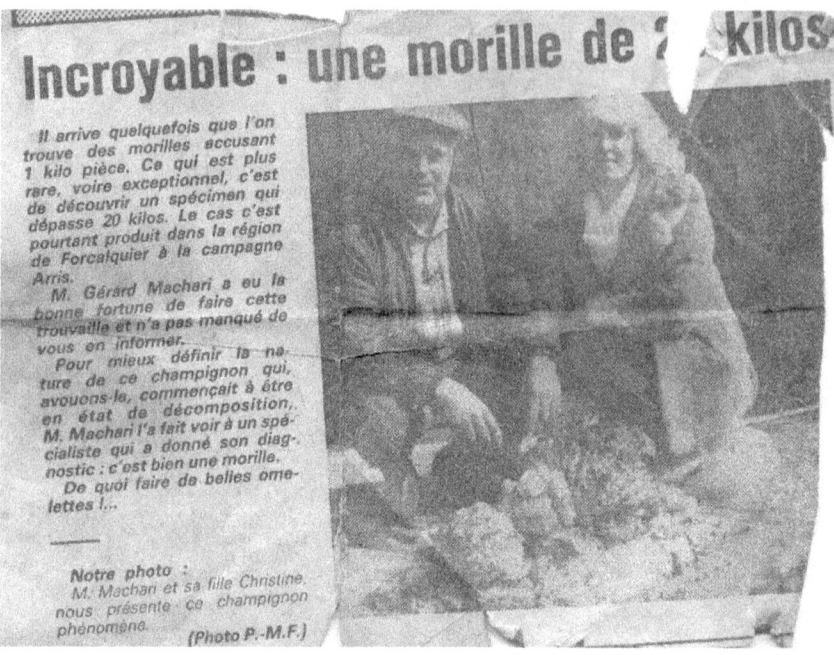

Incroyable : une morille de 2 kilos

Il arrive quelquefois que l'on trouve des morilles accusant 1 kilo pièce. Ce qui est plus rare, voire exceptionnel, c'est de découvrir un spécimen qui dépasse 20 kilos. Le cas c'est pourtant produit dans la région de Forcalquier à la campagne Arris.

M. Gérard Machari a eu la bonne fortune de faire cette trouvaille et n'a pas manqué de vous en informer.

Pour mieux définir la nature de ce champignon qui, avouons-le, commençait à être en état de décomposition, M. Machari l'a fait voir à un spécialiste qui a donné son diagnostic : c'est bien une morille. De quoi faire de belles omelettes !...

Notre photo : M. Machari et sa fille Christine, nous présente ce champignon phénomène. (Photo P.-M.F.)

Figure 35 - La-morille-de-20-Kilos!

Pêche miraculeuse : 70 truites, 40 kilos

Le « miracle » a eu lieu près de Valensole, et c'est M. Félix Pies, de Valensole qui, en compagnie de son fils et d'un autre passionné de la gaule, M. Paulin Pierrisnard, qui l'a - si l'on peut dire - réalisé. Notre correspondant a vu le tableau : 70 truites (au total 40 kilogrammes), péchées à eux trois dans une matinée. Modestement, ils ont convenu qu'ils avaient réussi une « bonne ouverture ».

Figure 36 - pêche-miraculeuse

où nous avons trouvé le sieur Michel Casimir, Maire
de la dite commune, qui il nous a donné d'après la liste dressée
les noms des propriétaires des bestiaux dont l'état suit : Auran
Jacques, Payan Antoine, Serre Fidèle, Jallet Étienne,
Faure Guillaume, Philip Caroline, Bernard Antoine,
Faure Florimond, Roman Joseph, Fache Vital, Faure Jos[illegible]
Bayard Louis, Jallet Antoine, Fache Pierre, Elzéas Joseph,
Gérard Théodore, Michel Antoine, Chevalier Jean, Berge
Jean, et Albrand Louis tous propriétaires domiciliés aux [illegible]
les quatre vingt bêtes à laine ne forment qu'une
partie du troupeau communal de la dite commune paissant
sur la montagne pastorale de Morgon.
Nous avons estimé à quarante francs le dommage
causé par le pacage du troupeau. En foi de quoi, nous
avons rédigé le présent procès verbal que nous avons clos
à Savines, le vingt du même mois et an que dessus.

Signé : Lombard

Figure 37 - procès-verbal-partie-2

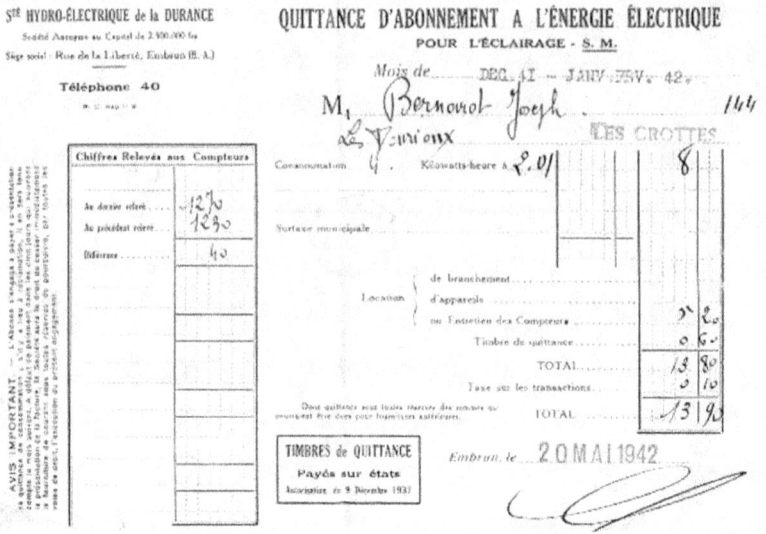

Figure 38 - quittance-EDF-datant-de-1942

MANOSQ

UN PARI DU TONNERRE !!

Emile LAZARD doit se rendre à MOUSTIERS à pied, soit 55 kilomètres

Ce n'est pas du tout du baratin ! ni un attrape nigauds ! ce n'est nullement une galéjade, comme l'on serait tenté de le croire.

C'est vraiment un pari, des plus réguliers. Nul n'ignore que des paris donnent souvent la consécration d'exploits tout simplement sensationnels.

[illegible] l'ampleur et la [illegible] exacte de ce pari, il convient de relater ici-même un exploit qui se déroulait dans la nuit du 23 au 24 juin dernier.

Au bar Pernod, tenu par le sympathique et débonnaire Rapuzzi, se trouvait un groupe d'amis connus dans notre cité, nous citerons les deux principaux acteurs de cette nocturne, Prosper Vallet et Emile Lazard. Vers les 21 heures, alors que l'apéritif continuait d'être dégusté, une parole après l'autre, de fil en aiguille, notre ami Vallet proposa d'aller de Manosque à Riez — à pied — naturellement son collègue Emile Lazard ne se « dégonfla » pas. Tant et si bien qu'à 22 heures, nos deux gaillards prirent la route de plein pied.

Et bien, tout compte fait, nos deux compères arrivèrent au but, après avoir parcouru 35 kilomètres. Partis à 22 heures, ils arrivèrent à la cité du miel à 5 h. du matin. Le jour se levait, mais si les réverbères étaient éteints, nos marcheurs avaient des « ampoules ». Qu'importait d'ailleurs ces inflammations, ils avaient tenu parole.

Remis de leur fatigue, ils reprirent leurs activités journalières. M. Emile Lazard déclara à qui voulait l'entendre, qu'après cet exploit (car s'en est un surtout à 61 ans !) il se sentait capable d'aller de Manosque à Moustiers (55 km) dans les mêmes conditions. [illegible] qui motiva alors ce pari, avec différentes personnes, qui ne croient pas à cette déclaration.

Ainsi à l'heure actuelle un pari de plusieurs centaines de milliers de francs est en jeu, et tenu ! Ce fait crée, il va s'en dire, une effervescence inaccoutumée.

Aux dernières nouvelles, nous pensons que ce parcours se déroulera en [illegible] et qu'il aura lieu vraisemblablement dans la nuit de samedi à dimanche prochain.

Nul doute qu'à l'heure du départ, il y aura une grande foule pour assister ce pré-champion et que pendant le déroulement de cette... compétition de nuit n'est pas trop fort, une imposante caravane de suiveurs, et de curieux, assistera aux pérégrinations d'un homme qui fait preuve de courage, d'audace et de volonté.

Le [illegible] chandelle direz-vous, soit, mais entre nous marcheriez-vous ?

R. DURAND

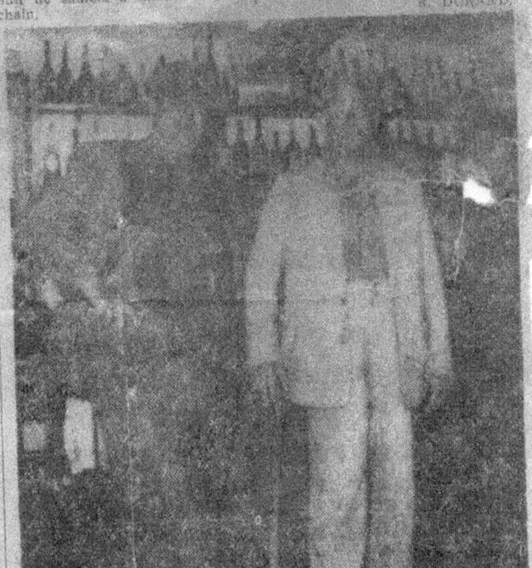

Prosper Vallet et Emile Lazard ont encore eu la force de poser devant l'objectif après leur exploit du 24 juin.
(Photo « Le Provençal », Manosque.)

Figure 39 - un-pari-extraordinaire-mis-en-page-dans-le-Provençal

CONSERVATION

Visé pour valoir timbre au droit de ...
... à recouvrer.
A ... le ... 1890

DÉPARTEMENT
des Hautes-Alpes,

ARRONDISSEMENT COMMUNAL
d' Embrun,

MINISTÈRE DE L'AGRICULTURE.

INSPECTION
d' Embrun Sud

DIRECTION DES FORÊTS.

CANTONNEMENT
de Savines

L'an mil huit cent quatre-vingt- *dix* , le *dix neuf* du mois
de *Juillet*
Nous soussigné *Lombard Louis,*

NUMÉROS		
DU FOLIO du REGISTRE du préposé.	du SOMMIER du chef de cantonnement.	du SOMMIER de l'Inspecteur.

garde forestier à la résidence de *Savines*

assermenté, et revêtu des marques distinctives de nos fonctions,
certifions que, faisant notre tournée vers *sept* heures du *matin*

PROCÈS-VERBAL
DE DÉLIT.

dans la forêt d' *Mandement de Morgon* appartenant
à *Savines et autres*
au canton appelé *l. Empouyes,*
sis au territoire de la commune de *Savines*
et dont le bois est âgé de *tout âge*
Nous avons *trouvé dans le sus dit canton
non déclaré défensable, la quantité de quatre
cent vingt bêtes à laine que nous avons comptés
pâturant à l'abandon sans gardien, aussitôt
après avoir fait sortir le troupeau de la forêt, nous
avons trouvé le sieur Faure Joseph, lequel interpellé
par nous sur l'origine du troupeau, nous a déclaré
en être le berger, et qu'il était berger communal
de la commune des Crottes, nous avons pour reconnaître
le propriétaire des bestiaux demandé au berger la liste
des différents propriétaires lequel nous a déclaré ne pas
la savoir, nous étant transporté à la Mairie des Crottes*

Forêts. — Série 6, n° 1. (Mai 1883. — Écu 8₂.)

Figure 40 - un-procès-verbal-de-1890

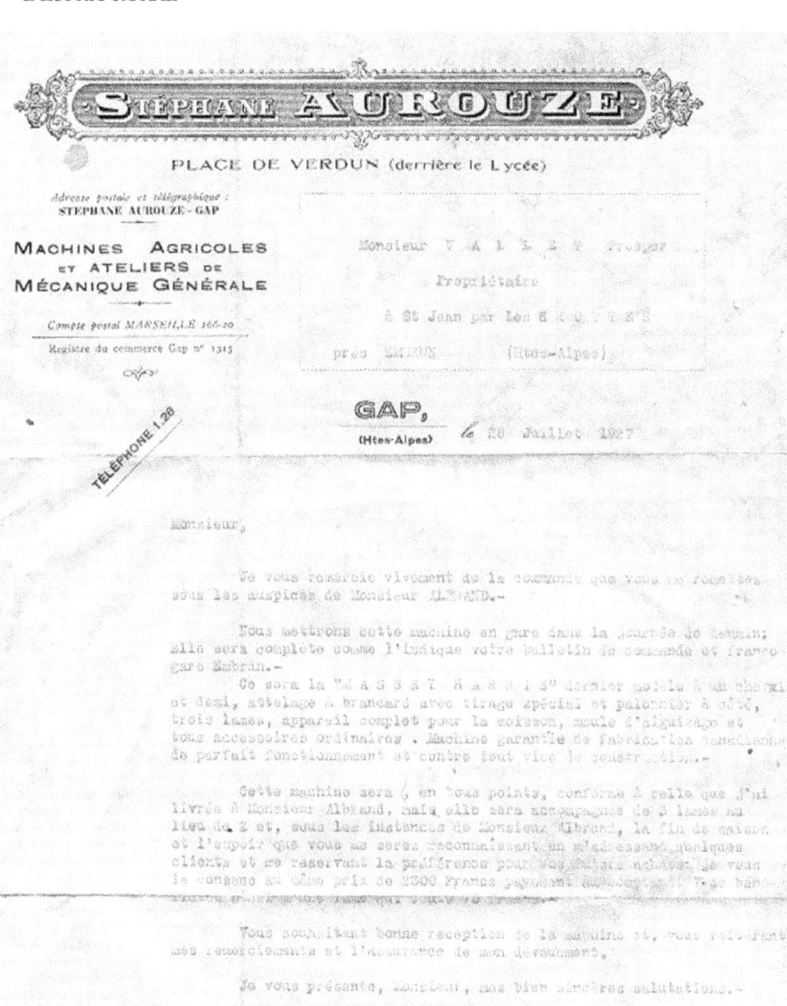

Figure 41 - vente-de-matériel-agricole-à-Gap

Illustrations chasse

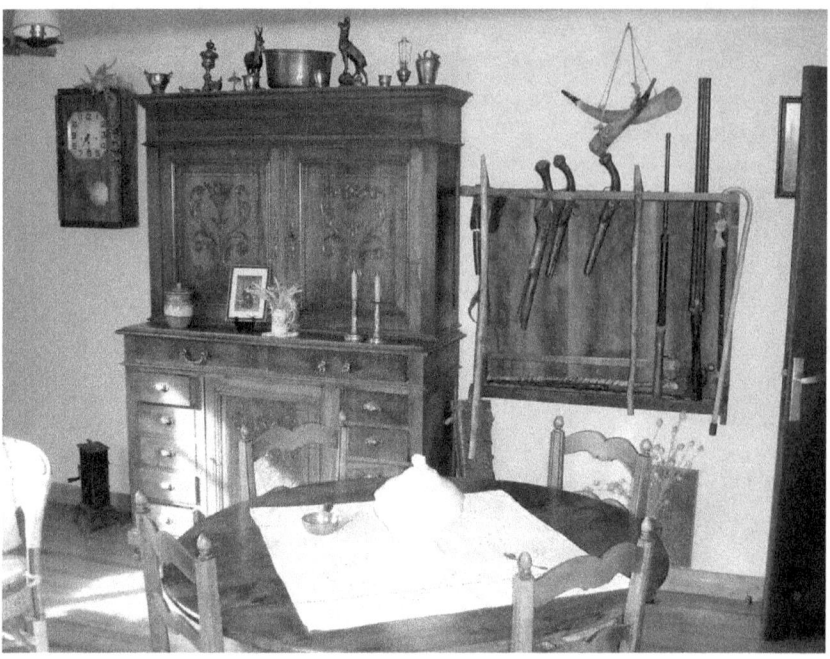

Figure 42 - intérieur-d'une-maison-de-chasseur

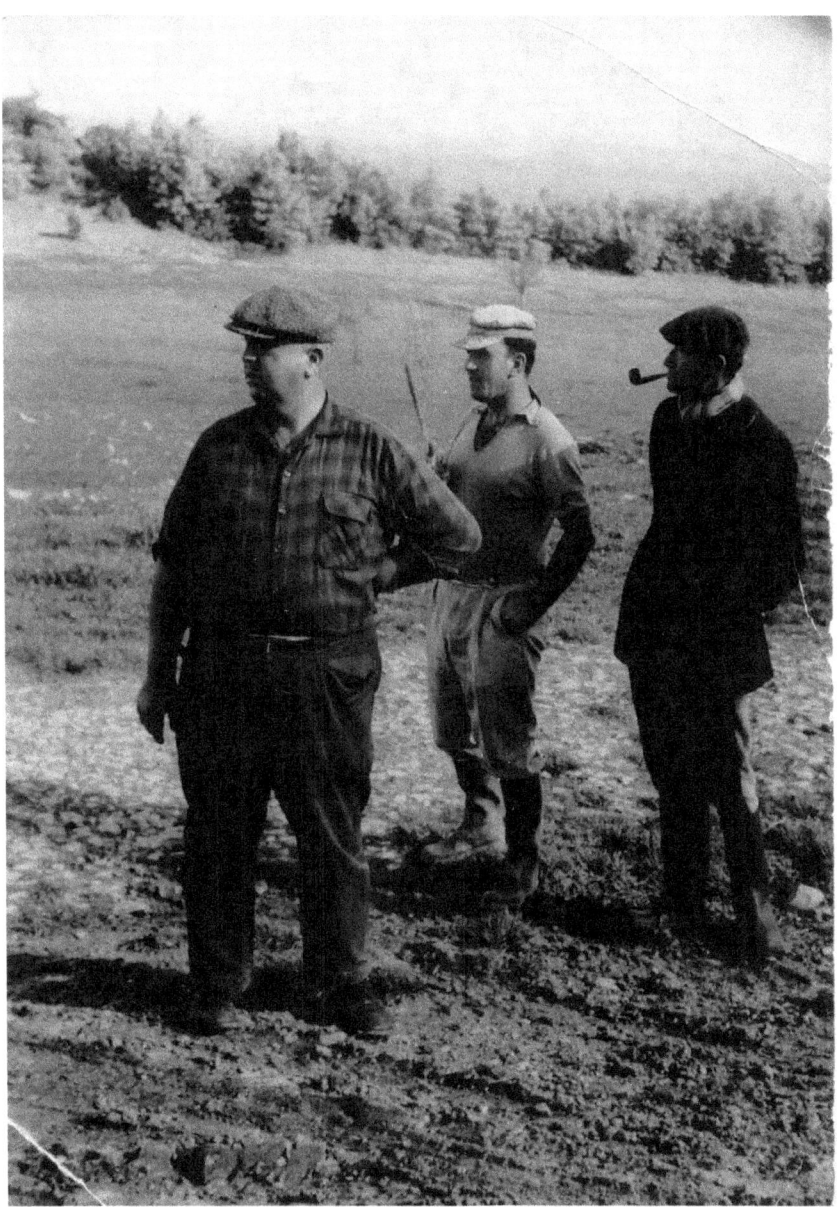

Figure 43 - poste-d'observation-dans-la-colline

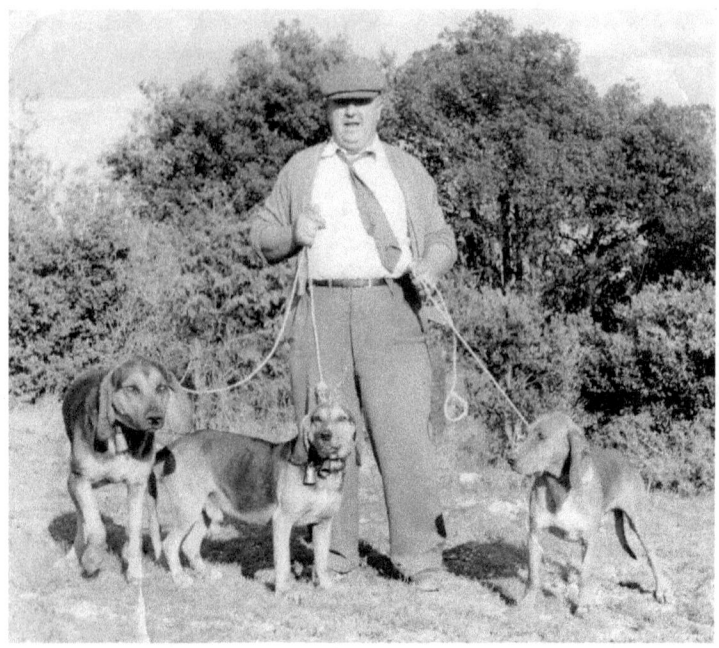

Figure 44 - Prosper-Vallet,-mon-grand-père-le-chasseur-et-ses-chiens

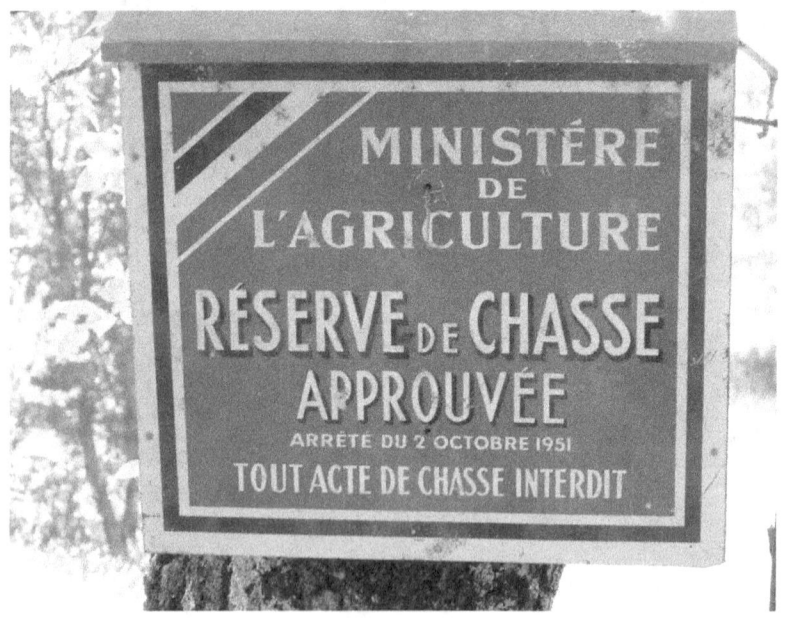

Figure 45 - réserve-de-chasse

Table des illustrations

DIDIER LAUTERBORN

Index global